DUNBAR-SYNDROM (MALS)

DAS PATIENTENHANDBUCH

DR. MED. MOHAMMAD E. BARBATI

EINLEITUNG

Angesichts der enormen Komplexität des menschlichen Körpers sind eine Reihe von Syndromen und Erkrankungen in der breiten Bevölkerung weitgehend unbekannt, darunter das Median-Arcuate-Ligament-Syndrom (MALS) oder Dunbar-Syndrom. Diese Erkrankung ist zwar nicht so bekannt wie andere, stellt aber ein bedeutendes Gesundheitsproblem dar, das die Lebensqualität des Einzelnen erheblich beeinträchtigen kann. Dieses Einführungskapitel soll Licht ins Dunkel des MALS bringen und eine wesentliche Grundlage für ein besseres Verständnis der Feinheiten des Syndroms bieten.

In diesem Buch gehen wir auf die Definition von MALS ein und bieten eine klare Erklärung der Erkrankung. Anschließend geben wir einen kurzen Überblick über das MALS-Syndrom, fassen seine wichtigsten Merkmale zusammen und zeigen auf, wie es die normalen Funktionen des Körpers beeinflussen kann. Darüber hinaus wird die Bedeutung einer frühzeitigen Diagnose und Behandlung hervorgehoben und betont, wie ein rechtzeitiges medizinisches Eingreifen den Verlauf des Syndroms drastisch verändern kann.

Anschließend gehen wir auf die Prävalenz und die demografischen Aspekte von MALS ein und zeigen auf, welche Bevölkerungsgruppen am häufigsten betroffen sind. MALS kann zwar bei jedem auftreten, aber bestimmte Bevölkerungsgruppen haben ein höheres Risiko, und die Kenntnis dieser Faktoren ist sowohl für die Prävention als auch für die rechtzeitige Diagnose entscheidend.

Abschließend möchten wir betonen, wie wichtig eine frühzeitige Diagnose und Behandlung von MALS ist. Es handelt sich um eine Erkrankung, die zwar zunächst gutartig erscheinen mag, aber unbehandelt schwerwiegende Langzeitfolgen haben kann. Daher ist es von größter Bedeutung, die Anzeichen zu erkennen und umgehend einen Arzt aufzusuchen.

Das Verständnis von MALS ist nicht nur für diejenigen von Nutzen, die direkt von der Krankheit betroffen sind, sondern auch für deren Angehörige, Gesundheitsdienstleister und alle, die sich für die menschliche Gesundheit und Biologie interessieren. Dieser umfassende Leitfaden soll MALS entmystifizieren und allen Lesern, unabhängig von ihren medizinischen Vorkenntnissen, zugänglich machen.

DEFINITION

Das Median-Arcuate-Ligament-Syndrom (MALS) oder Dunbar-Syndrom ist eine seltene Gefäßerkrankung, die durch die Kompression der Arteria celiaca, eines wichtigen Gefäßes zur Versorgung der oberen Bauchorgane, durch das Median-Arcuate-Ligament verursacht wird. Dieses Band ist ein faseriges Gewebeband, das die beiden Hälften des Zwerchfells verbindet und sich an der Basis des Zwerchfells über die Aorta und die Zöliakalarterie wölbt.

Obwohl das Ligamentum arcuatum medianum bei allen Menschen die Aorta und die Zöliakie-Arterie kreuzt, verursacht es in der Regel keine Symptome oder gesundheitlichen Probleme.

In einigen Fällen liegt das Band jedoch tiefer als gewöhnlich, so dass es die Zöliakalarterie zusammendrückt, insbesondere beim Ausatmen, wenn sich das Zwerchfell nach oben bewegt. Diese Kompression kann zu verschiedenen Symptomen wie Bauchschmerzen, Gewichtsverlust und Übelkeit führen, die unter dem Begriff MALS zusammengefasst werden.

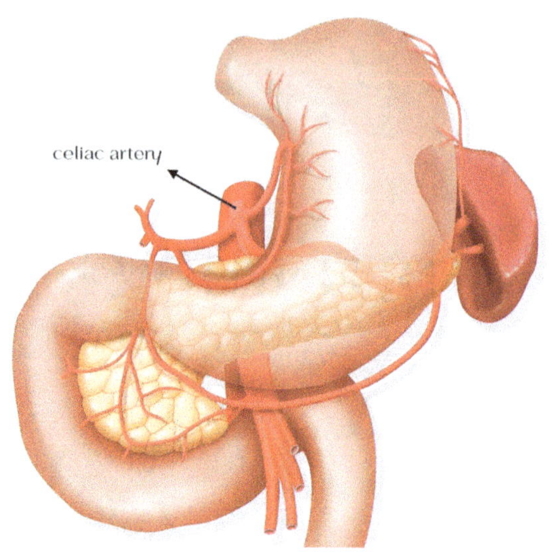

Es ist wichtig anzumerken, dass MALS zwar in erster Linie als Gefäßerkrankung aufgrund der Kompression der Zöliakalarterie beschrieben wird, dass aber zunehmend anerkannt wird, dass MALS auch eine Nervenkompression beinhalten kann. Insbesondere das Ganglion celiacum, eine Gruppe von Nervenzellen, die eng mit der Arteria celiaca verbunden ist, kann durch das Ligamentum arcuatum medianum komprimiert werden, was möglicherweise zu den Schmerzen der Patienten beiträgt.

Die genauen Mechanismen, die zur Entstehung der MALS-Symptome führen, sind noch nicht vollständig geklärt; möglicherweise handelt es sich um eine Kombination aus Gefäßinsuffizienz, Nervenreizung und funktionellen Bauchschmerzsyndromen. Daher ist MALS häufig eine Ausschlussdiagnose, d. h. die Diagnose wird gestellt, nachdem andere, häufigere Erkrankungen ausgeschlossen wurden.

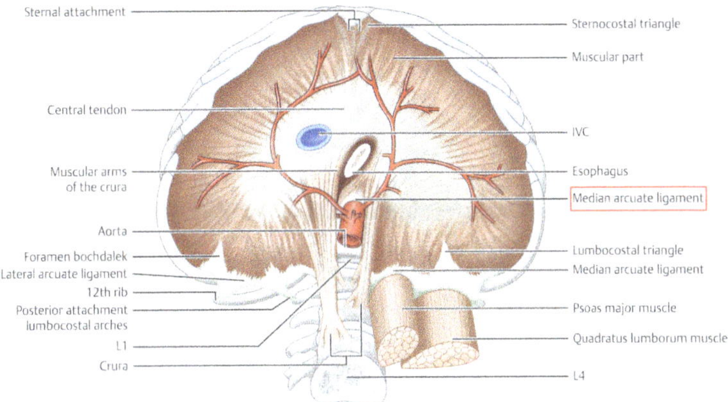

Der Begriff "Median-Arcuate-Ligament-Syndrom" mag zwar abschreckend wirken, aber eine Aufschlüsselung kann das Verständnis erleichtern:

- **Median:** Bezieht sich auf die Mitte, was auf die Lage des betreffenden Bandes hinweist.

- **Arcuate:** Bedeutet gebogen oder bogenförmig und beschreibt die Form des Bandes, das sich über die Aorta und die Zöliakalarterie wölbt.

- **Ligament:** Ein Band aus robustem Gewebe, das Knochen miteinander verbindet oder Organe an ihrem Platz hält.

- **Syndrom:** Eine Ansammlung von Symptomen und Anzeichen, die zusammen auftreten und auf eine bestimmte Krankheit oder ein erhöhtes Krankheitsrisiko hinweisen.

Das Verständnis der Definition von MALS ist der erste Schritt, um dieses komplexe und oft missverstandene Syndrom zu enträtseln. Im weiteren Verlauf werden wir uns mit der Anatomie des Ligamentum arcuatum medianum befassen, die Ursachen und Risikofaktoren für MALS erforschen, die Symptome untersuchen und die verfügbaren Diagnose- und Behandlungsmöglichkeiten diskutieren.

ÜBERSICHT

Das Dunbar-Syndrom (MALS) ist eine häufig unterdiagnostizierte Erkrankung, bei der es sich um eine anatomische Anomalie handelt, bei der das Median-Arcuate-Ligament die Zöliakalarterie und möglicherweise auch das Zöliakalganglion zusammendrückt, was zu einer Vielzahl von Symptomen führt.

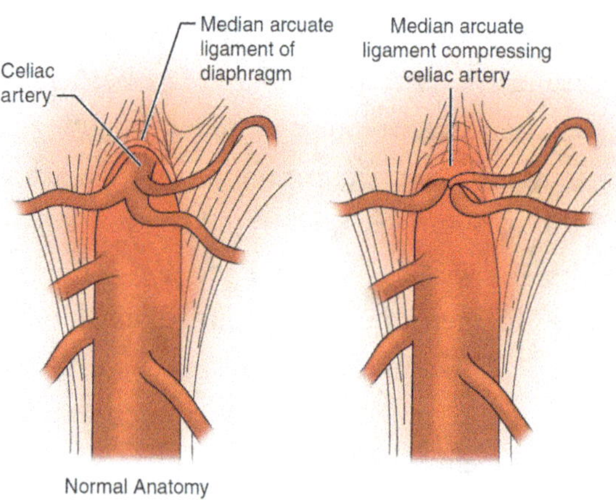

Das Ligamentum arcuatum medianum ist ein Gewebeband, das das rechte und das linke Zwerchfell verbindet und sich über die Aorta und die Arteria celiaca wölbt. Bei MALS liegt dieses Band tiefer als gewöhnlich, was zu einer Kompression der Zöliakalarterie führt, insbesondere beim Ausatmen, wenn sich das Zwerchfell nach oben bewegt. MALS äußert sich in erster Linie als Gefäßerkrankung, wobei die Hauptsymptome Bauchschmerzen postprandial (nach dem Essen), Gewichtsverlust und Übelkeit sind. Die Schmerzen entstehen durch einen verminderten Blutfluss durch die Zöliakalarterie zu den Oberbauchorganen, insbesondere nach dem Essen, wenn diese Organe einen erhöhten Blutfluss für die Verdauung benötigen.

Die Bedeutung der Nervenkompression bei MALS wird zunehmend erkannt. Das Ganglion celiacum, eine Gruppe von Nervenzellen, die mit der Arteria celiaca in Verbindung steht, kann ebenfalls durch das Ligamentum arcuatum medianum komprimiert werden. Diese Kompression trägt wahrscheinlich zu den Schmerzen von MALS-Patienten bei und könnte erklären, warum einige Patienten auch nach erfolgreicher Dekompression der Arteria celiacosa weiterhin Schmerzen haben.

Die genaue Inzidenz von MALS ist aufgrund ihrer Seltenheit und Unterdiagnose schwer zu bestimmen. Viele Patienten mit MALS bleiben jahrelang unerkannt, da die Symptome oft unspezifisch sind und andere gastrointestinale Erkrankungen imitieren können. Hinzu kommt, dass sich das Syndrom unterschiedlich präsentiert und die Diagnose oft durch den Ausschluss anderer, häufiger auftretender Erkrankungen gestellt wird.

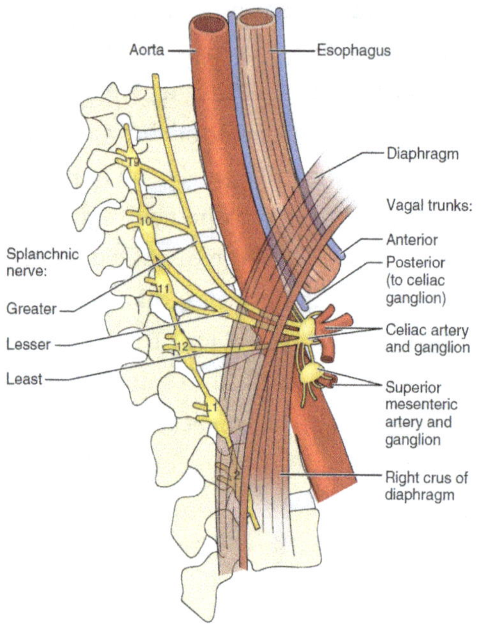

Das Syndrom kann Menschen jeden Alters betreffen, tritt aber am häufigsten bei jungen Frauen zwischen 20 und 40 auf. Der Grund für diese alters- und geschlechtsspezifische Vorliebe ist nicht vollständig geklärt, könnte aber mit anatomischen Variationen in der Position des Ligamentum arcuatum medianum und/oder hormonellen Einflüssen zusammenhängen.

Die Behandlung ist auf den Einzelnen zugeschnitten und kann von einer konservativen Behandlung mit Ernährungsumstellung und Schmerztherapie bis hin zu einem chirurgischen Eingriff zur Dekompression der Zöliakie-Arterie reichen. Leider gibt es keine Garantie dafür, dass die Symptome mit der Behandlung vollständig verschwinden, und bei einigen Patienten können die Symptome auch nach einem erfolgreichen chirurgischen Eingriff weiter bestehen.

MALS ist ein komplexes Syndrom, bei dem ein Zusammenspiel von vaskulären, nervlichen und wahrscheinlich auch anderen, noch zu identifizierenden Faktoren vorliegt. Es ist eine seltene, aber bedeutende Ursache für chronische Unterleibsschmerzen und kann die Lebensqualität der Betroffenen erheblich beeinträchtigen. Um die Diagnose und die Behandlung zu verbessern, ist es wichtig, das Bewusstsein und das Verständnis für MALS sowohl bei den medizinischen Fachkräften als auch in der Öffentlichkeit zu erhöhen.

PRÄVALENZ UND DEMOGRAFISCHE ASPEKTE

Das Dunbar-Syndrom (MALS) ist eine relativ seltene Erkrankung, deren Prävalenz aufgrund der Schwierigkeiten bei der Diagnose nicht vollständig bekannt ist. Schätzungen gehen davon aus, dass anatomische Variationen, die zu MALS führen könnten, bei etwa 10-24 % der Allgemeinbevölkerung auftreten. Allerdings entwickelt nur ein kleiner Teil dieser Personen tatsächlich Symptome, was zu einer deutlich geringeren klinischen Prävalenz führt.

MALS kann Menschen aller Altersgruppen betreffen, wird aber am häufigsten bei Menschen zwischen 40 und 60 Jahren diagnostiziert. Es scheint eine bemerkenswerte geschlechtsspezifische Diskrepanz in der Häufigkeit der Erkrankung zu geben, wobei Frauen häufiger betroffen sind als Männer. Die Gründe für diese geschlechtsspezifische Diskrepanz sind noch nicht vollständig geklärt, könnten aber auf Unterschiede im Körperhabitus, hormonelle Faktoren oder andere noch nicht identifizierte Gründe zurückzuführen sein.

Einige Studien deuten darauf hin, dass MALS häufiger bei

Personen mit einem niedrigen Body-Mass-Index (BMI) auftritt, da die Verringerung des schützenden Fettgewebes um die Arterie das Risiko einer Kompression durch das Ligamentum arcuatum medianum erhöhen kann. Es sind jedoch weitere Untersuchungen erforderlich, um einen eindeutigen Zusammenhang zwischen dem BMI und der Entwicklung von MALS herzustellen.

Es gibt keine bekannten rassischen oder ethnischen Prädilektionen für MALS. Es können Menschen aller Rassen und Ethnien betroffen sein. Die Erkrankung wird weltweit gemeldet, was darauf hindeutet, dass sie nicht auf eine bestimmte geografische Region beschränkt ist.

Abgesehen von Alter, Geschlecht und möglicherweise BMI gibt es keine bekannten demografischen Risikofaktoren für MALS. Es handelt sich um eine Erkrankung, die jeden treffen kann, unabhängig von seinem Lebensstil, seinen Ernährungsgewohnheiten oder seinem Maß an körperlicher Aktivität. Auch wenn diese demografischen Überlegungen einen allgemeinen Überblick über die am stärksten von MALS betroffenen Bevölkerungsgruppen geben, ist es wichtig, sich daran zu erinnern, dass sich die Krankheit bei jeder Person manifestieren kann, was die Bedeutung von Sensibilisierung und Früherkennung unterstreicht.

Der Schweregrad der MALS-Erkrankung kann von Person zu Person sehr unterschiedlich sein, was die genaue Messung der Prävalenz weiter erschwert. Einige Personen leiden unter schweren, schwächenden Symptomen, während andere mildere Manifestationen aufweisen. Der Grund für diese Unterschiede in der Schwere der Symptome ist noch nicht vollständig geklärt, könnte aber mit individuellen Unterschieden in der Schmerztoleranz, dem Grad der arteriellen Kompression oder anderen Begleiterkrankungen zusammenhängen.

MALS ist zwar selten, hat aber erhebliche Auswirkungen auf die Lebensqualität der Betroffenen, was die Notwendigkeit einer verstärkten Sensibilisierung, rechtzeitigen Diagnose und angemessenen Behandlung unterstreicht.

WICHTIGKEIT EINER FRÜHZEITIGEN DIAGNOSE UND BEHANDLUNG

Das Dunbar-Syndrom (MALS) kann die Lebensqualität eines Menschen erheblich beeinträchtigen. Die Bedeutung einer frühzeitigen Diagnose und Behandlung des MALS kann nicht hoch genug eingeschätzt werden, da sie den Verlauf der Erkrankung und das allgemeine Wohlbefinden des Patienten drastisch verändern kann.

Einer der Hauptgründe, warum eine frühzeitige Diagnose unerlässlich ist, ist das Potenzial für irreversible Schäden, die durch eine anhaltende Kompression der Zöliakalarterie verursacht werden. Diese Kompression kann zu einer Ischämie - einer mangelnden Blutversorgung - der Organe führen, die von dieser Arterie versorgt werden, vor allem der Leber, des Magens und von Teilen des Dünndarms und der Bauchspeicheldrüse. Unbehandelt kann dies im Laufe der Zeit zu chronischen Schmerzen und potenziell schweren Komplikationen wie Gewichtsverlust, Unterernährung und sogar Organschäden führen.

Darüber hinaus können die Symptome von MALS die Lebensqualität der Betroffenen erheblich beeinträchtigen.

Chronische Schmerzen, Übelkeit und Unwohlsein können zu Schwierigkeiten bei der Bewältigung alltäglicher Aufgaben führen und eine erhebliche psychische Belastung darstellen. Eine frühzeitige Diagnose und Behandlung kann diese Symptome lindern und den Patienten helfen, ein Gefühl der Normalität in ihrem Leben wiederzuerlangen.

Die Behandlung von MALS kann, insbesondere wenn sie frühzeitig eingeleitet wird, sehr wirksam sein. Nicht-chirurgische Behandlungen, wie z. B. Ernährungsumstellung und Schmerztherapie, können helfen, die Symptome zu lindern, während chirurgische Optionen möglicherweise eine endgültige Lösung bieten können. Insbesondere ein frühzeitiger chirurgischer Eingriff wird mit ausgezeichneten Ergebnissen in Verbindung gebracht, einschließlich einer Linderung der Symptome und einer Verbesserung der Lebensqualität. Eine Verzögerung der Behandlung kann zu einem verfestigten Schmerzzyklus führen, der schwieriger zu handhaben ist und intensivere Eingriffe erfordert.

Eine frühzeitige Diagnose ermöglicht auch eine umfassende Bewertung und die Entwicklung eines individuellen Behandlungsplans, der auf die spezifischen Bedürfnisse und den Zustand des Patienten zugeschnitten ist. Sie ermöglicht es den Gesundheitsdienstleistern, die potenziellen Vorteile und Risiken der verschiedenen Behandlungsoptionen gründlich zu erörtern und den Patienten in die gemeinsame Entscheidungsfindung einzubeziehen.

Das Ligamentum Arcuatum Medianum

Das Ligamentum arcuatum medianum ist eine faszinierende Struktur im menschlichen Körper, die eine entscheidende Rolle in unserer Anatomie spielt. Seine Bedeutung wird oft übersehen, da seine Lage und Funktion relativ unklar sind. Wenn jedoch etwas mit dieser Struktur schief läuft, kann dies zu einer seltenen, aber bedeutsamen Erkrankung führen, die als Median-Arcuate-Ligament-Syndrom (MALS) / Dunbar-Syndrom bekannt ist.

Um das Dunbar-Syndrom (MALS) vollständig zu verstehen, muss man zunächst das Wesen des Ligamentum arcuatum medianum verstehen - seine Anatomie, seine Funktion und die Rolle, die es in unserem Körper spielt. Dieses Kapitel befasst sich mit diesen Aspekten und bringt Licht in dieses oft übersehene Band.

Zunächst werden die Anatomie und die Funktion des Ligamentum arcuatum medianum untersucht, das Teil des Zwerchfells ist und die Vorderseite der Aorta direkt oberhalb der Arteria celiaca überquert. Wir werden seine Rolle im

Körper und sein Zusammenspiel mit anderen Strukturen in der Bauchregion erörtern.

Als nächstes untersuchen wir, wie Abweichungen von der normalen Struktur oder Positionierung des Bandes zu MALS führen können. Ein differenziertes Verständnis dieses Aspekts wird Aufschluss darüber geben, warum einige Personen dieses Syndrom entwickeln, während andere mit ähnlichen anatomischen Strukturen dies nicht tun.

Der dritte Abschnitt dieses Kapitels befasst sich mit den Risikofaktoren für die Entwicklung von MALS. Bestimmte Risikofaktoren sind angeboren, wie z. B. eine genetische Veranlagung, während andere durch den Lebensstil und Umweltfaktoren beeinflusst werden können. Das Bewusstsein für diese Risikofaktoren ist für die Früherkennung und Prävention von entscheidender Bedeutung.

Schließlich werden wir uns mit der Differenzialdiagnose von MALS befassen. Aufgrund der unspezifischen Symptome kann MALS mit anderen gastrointestinalen und vaskulären Erkrankungen verwechselt werden. Zu verstehen, welche Erkrankungen MALS imitieren und wie sie unterschieden werden können, ist der Schlüssel zu einer genauen Diagnose und einer wirksamen Behandlung.

Im Laufe dieses Kapitels werden wir die Komplexität des Ligamentum arcuatum medianum und seine Rolle bei MALS entschlüsseln. Unsere Reise durch die Feinheiten dieses Teils des menschlichen Körpers wird nicht nur zu einem besseren Verständnis der Erkrankung führen, sondern auch die Bedeutung einer frühzeitigen und genauen Diagnose für eine wirksame Behandlung hervorheben.

ANATOMIE UND FUNKTION DES LIGAMENTUM ARCUATUM MEDIANUM

Anatomie

Das Ligamentum arcuatum medianum (MAL), das auch als medianes Bogenband des Zwerchfells bezeichnet wird, verdankt seinen Namen seiner bogenförmigen Form. Es handelt sich um einen faserigen Bogen, der die Crura diaphragmatica auf beiden Seiten des Hiatus aorticus, einer Öffnung im Zwerchfell, durch die die Aorta verläuft, miteinander verbindet.

Der MAL befindet sich anterior der Aorta und kreuzt diese typischerweise in Höhe des ersten Lendenwirbels. Es befindet sich direkt über dem Ursprung der Arteria celiacis, einem wichtigen Blutgefäß, das die oberen Bauchorgane mit Blut versorgt. Es gibt Variationen in der anatomischen Lage des Bandes, wobei das Band manchmal vor der Zöliakalarterie und nicht über der Aorta kreuzt.

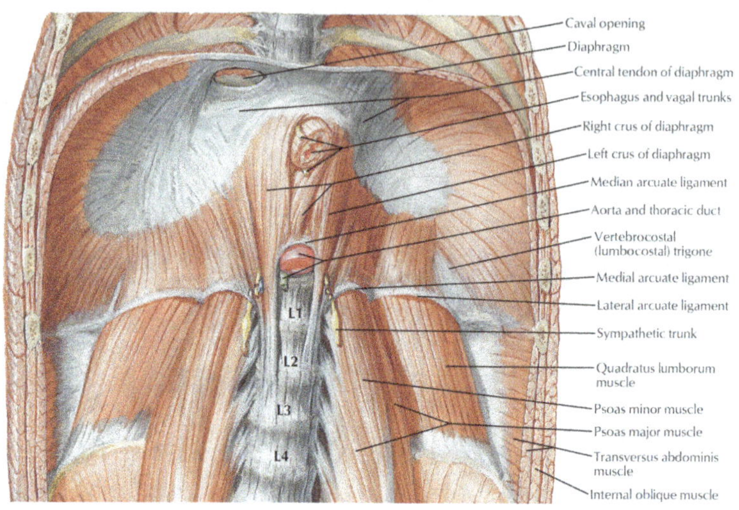

Funktion

Die Hauptfunktion des MAL besteht darin, die Position der Crura diaphragmatica, der Muskelsäulen, die den Aortenhiatus bilden, aufrechtzuerhalten. Dies trägt dazu bei, die Aorta in ihrer korrekten Position zu halten, wenn sie das Zwerchfell durchquert, und gewährleistet einen ununterbrochenen Blutfluss vom Herzen zum unteren Teil des Körpers.

Indem es die Aorta und die Zöliakalarterie - die Arterie, die Magen, Leber und Milz mit Blut versorgt - in ihrer jeweiligen Position hält, spielt das MAL eine entscheidende Rolle für unsere kardiovaskuläre und verdauungsbezogene Gesundheit.

Darüber hinaus bildet das Band einen Schutzbogen über den Zöliakalganglien, einem Netzwerk von Nervenzellen, die die Funktion des Magens und anderer Bauchorgane steuern. Indem es diese Nervenzellen abschirmt, beeinflusst das Band indirekt die Funktion unseres Verdauungssystems.

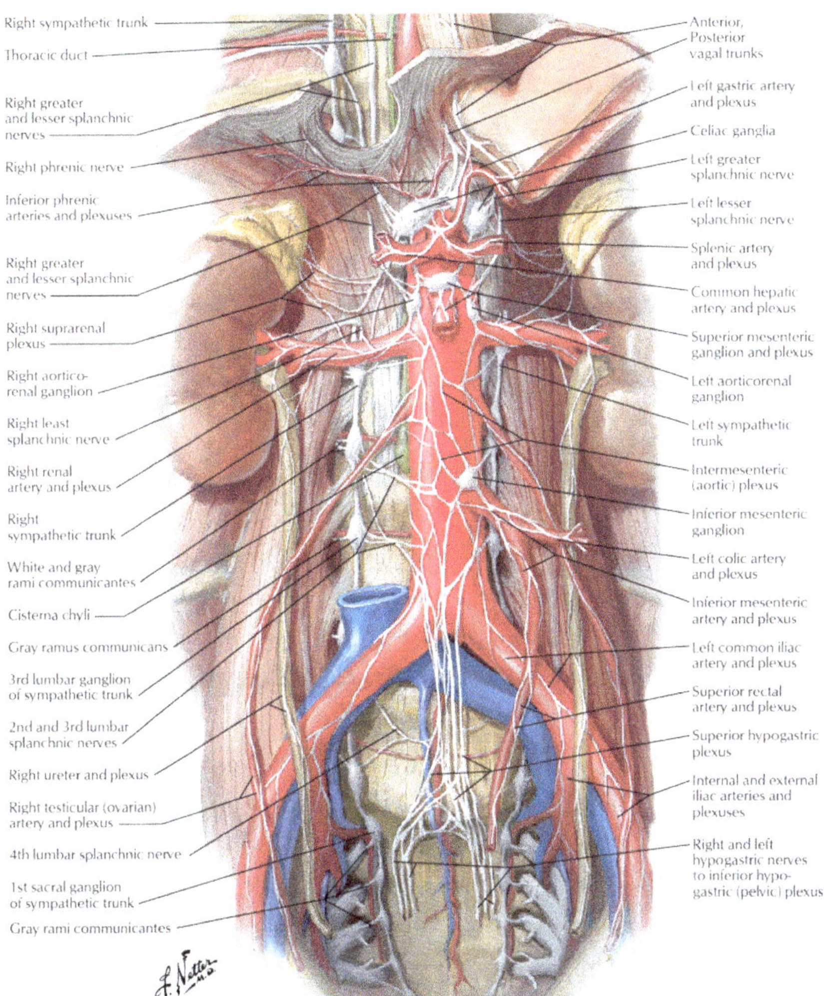

Right sympathetic trunk
Thoracic duct
Right greater and lesser splanchnic nerves
Right phrenic nerve
Inferior phrenic arteries and plexuses
Right greater and lesser splanchnic nerves
Right suprarenal plexus
Right aortico-renal ganglion
Right least splanchnic nerve
Right renal artery and plexus
Right sympathetic trunk
White and gray rami communicantes
Cisterna chyli
Gray ramus communicans
3rd lumbar ganglion of sympathetic trunk
2nd and 3rd lumbar splanchnic nerves
Right ureter and plexus
Right testicular (ovarian) artery and plexus
4th lumbar splanchnic nerve
1st sacral ganglion of sympathetic trunk
Gray rami communicantes
Anterior, Posterior vagal trunks
Left gastric artery and plexus
Celiac ganglia
Left greater splanchnic nerve
Left lesser splanchnic nerve
Splenic artery and plexus
Common hepatic artery and plexus
Superior mesenteric ganglion and plexus
Left aorticorenal ganglion
Left sympathetic trunk
Intermesenteric (aortic) plexus
Inferior mesenteric ganglion
Left colic artery and plexus
Inferior mesenteric artery and plexus
Left common iliac artery and plexus
Superior rectal artery and plexus
Superior hypogastric plexus
Internal and external iliac arteries and plexuses
Right and left hypogastric nerves to inferior hypo-gastric (pelvic) plexus
F. Netter M.D.

WIE DIE ABWEICHUNG VON DER NORM ZU MALS FÜHRT

In einem gesunden Körper bildet das Ligamentum Arcuatum Medianum (MAL) einen Bogen über der Aorta und dem Beginn der Arteria celiacum, ohne dabei zu behindern oder zu drücken. Bei manchen Menschen weicht das MAL jedoch von seiner normalen anatomischen Position ab, was zu einem Zustand führt, der als Median-Arcuate-Ligament-Syndrom (MALS) bekannt ist.

Die Abweichung tritt in der Regel auf, wenn das MAL tiefer als gewöhnlich liegt und dadurch die Zöliakalarterie zusammendrückt. Dies ist häufig auf eine anatomische Abweichung zurückzuführen, die von Geburt an vorhanden ist, obwohl bestimmte Faktoren wie ein schneller Gewichtsverlust oder Haltungsänderungen eine Rolle bei der Verschlimmerung des Zustands spielen können.

Wenn die MAL die Zöliakalarterie zusammendrückt, kann sie den Blutfluss zu den Oberbauchorganen, einschließlich Magen, Leber und Milz, einschränken. Die unzureichende Blutzufuhr kann dazu führen, dass diese Organe unzureichend funktionieren, was zu Symptomen wie Bauchschmerzen, Übelkeit und Gewichtsverlust führt.

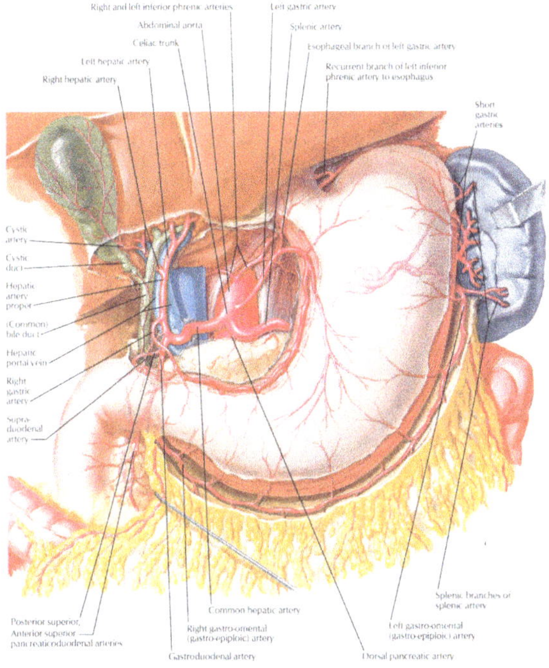

Außerdem kann die abnorme Positionierung des MAL die Zöliakalganglien, ein Netzwerk von Nervenzellen in der Nähe der Zöliakalarterie, zusammendrücken. Die Zöliakalganglien sind ein wichtiger Teil unseres Nervensystems, der die Funktion unserer Bauchorgane steuert. Die Kompression dieser Nervenzellen kann deren Funktion stören und zu verschiedenen Verdauungsproblemen führen.

Die Kompression der Zöliakalarterie und der Zöliakalganglien durch das MAL tritt nicht bei allen Personen mit einer anatomischen Abweichung des MAL auf. Einige Personen bleiben ihr Leben lang symptomlos, da ein ausreichender kollateraler Blutfluss den eingeschränkten Blutfluss in der Zöliakalarterie kompensiert. Bei anderen jedoch wird die

Kompression symptomatisch und führt zum Auftreten von MALS.

Es ist auch erwähnenswert, dass die Schwere der MALS-Symptome nicht unbedingt mit dem Grad der arteriellen Kompression korreliert. Die genauen Mechanismen, die dahinterstecken, sind noch nicht vollständig geklärt und Gegenstand laufender Forschungen.

RISIKOFAKTOREN FÜR MALS

Auch wenn die genaue Ursache von MALS noch nicht vollständig geklärt ist, wurden bestimmte Risikofaktoren mit der Entstehung der Erkrankung in Verbindung gebracht.

Anatomische Variation: Menschen, die mit einem ungewöhnlich positionierten medianen Bogenband geboren werden - einem Band, das tiefer als normal liegt -, haben ein höheres Risiko, MALS zu entwickeln. Diese anatomische Abweichung kann dazu führen, dass das Ligament die Zöliakalarterie oder die Zöliakalganglien zusammendrückt.

Geschlecht und Alter: MALS tritt tendenziell häufiger bei Frauen auf, vor allem bei denen, die Mitte 40 sind. Es ist jedoch wichtig zu wissen, dass die Erkrankung bei Menschen jeden Alters und Geschlechts auftreten kann.

Schneller Gewichtsverlust: Eine rasche, erhebliche Gewichtsabnahme kann zu einer Verringerung des Fettpolsters führen, das normalerweise die Zöliakiearterie abpolstert. Dadurch wird die Arterie anfälliger für eine Kompression durch das Ligamentum arcuatum medianum, was das Risiko für MALS erhöht.

Körperhaltung: Bestimmte Haltungsänderungen oder anatomische Deformationen, die sich auf die Lage der Arteria celiacis oder des Ligamentum arcuatum medianum auswirken, können das Risiko für MALS erhöhen.

Es ist wichtig zu wissen, dass das Vorhandensein eines oder mehrerer dieser Risikofaktoren keine Garantie für die Entwicklung von MALS ist. Viele Personen mit diesen Risikofaktoren entwickeln das Syndrom nie, während andere ohne erkennbare Risikofaktoren daran erkranken. Es ist auch möglich, dass es andere, noch nicht identifizierte Risikofaktoren gibt, die zur Entwicklung von MALS beitragen.

Die Kenntnis dieser Risikofaktoren kann zur frühzeitigen Erkennung und Behandlung von MALS beitragen und so möglicherweise das Fortschreiten der Krankheit verhindern und die Lebensqualität der Betroffenen verbessern. Es ist von entscheidender Bedeutung, dass die Betroffenen, insbesondere diejenigen mit einem oder mehreren dieser Risikofaktoren, die Symptome von MALS kennen und beim Auftreten dieser Symptome einen Arzt aufsuchen.

DIFFERENZIALDIAGNOSE

Wenn ein Patient mit Symptomen vorstellig wird, die häufig mit dem Median-Arcuate-Ligament-Syndrom (MALS) in Verbindung gebracht werden, wie z. B. chronische Unterleibsschmerzen und unerklärlicher Gewichtsverlust, ist es wichtig, dass die Ärzte eine Reihe möglicher Ursachen in Betracht ziehen. Bei diesem als Differenzialdiagnose bezeichneten Prozess werden andere Erkrankungen ausgeschlossen, die ähnliche Symptome hervorrufen können, bevor die Diagnose MALS bestätigt wird.

Magen-Darm-Erkrankungen: Erkrankungen wie das Reizdarmsyndrom (IBS), Magengeschwüre oder Gastritis können ähnliche Unterleibsschmerzen wie MALS hervorrufen.

Erkrankungen der Gallenblase: Gallensteine oder eine Entzündung der Gallenblase (Cholezystitis) können zu Oberbauchschmerzen führen, die mit MALS verwechselt werden können.

Erkrankungen der Bauchspeicheldrüse: Pankreatitis (Entzündung der Bauchspeicheldrüse) oder Bauchspeicheldrüsenkrebs können anhaltende Unterleibsschmerzen verursachen, die von MALS unterschieden werden müssen.

<u>Andere Gefäßkrankheiten:</u> Andere Gefäßerkrankungen wie die mesenteriale Ischämie können mit ähnlichen Symptomen wie MALS auftreten. Bei diesen Erkrankungen ist die Durchblutung des Darms vermindert, was zu Bauchschmerzen führt.

<u>Gynäkologische Erkrankungen:</u> Bei Frauen können Erkrankungen wie Endometriose oder Eierstockzysten chronische Unterleibsschmerzen verursachen, die mit MALS verwechselt werden können.

<u>Psychologische Erkrankungen:</u> Stress, Angst oder Depressionen können sich manchmal körperlich als chronische Unterleibsschmerzen äußern.

Um eine genaue Diagnose zu stellen, verwenden die Ärzte eine Kombination aus körperlicher Untersuchung, Anamnese und verschiedenen diagnostischen Tests. Dazu können bildgebende Verfahren wie Computertomographie (CT), Magnetresonanztomographie (MRT) oder Ultraschall gehören, um den Bauchraum darzustellen und die Lage und Kompression der Zöliakalarterie zu beurteilen. Darüber hinaus können ein Angiogramm der Zöliakiearterie oder ein Magenspiegelungstest zusätzliche diagnostische Informationen liefern.

Der Prozess der Differenzialdiagnose ist von entscheidender Bedeutung, um sicherzustellen, dass der Patient die am besten geeignete und wirksamste Behandlung erhält. Fehldiagnosen können zu unnötigen oder unwirksamen Behandlungen führen und das eigentliche Problem übersehen. Daher ist es wichtig, alle möglichen Ursachen für die Symptome in Betracht zu ziehen und einen umfassenden Ansatz für die Diagnose zu wählen.

URSACHEN UND RISIKOFAKTOREN

Das Verständnis der Ursachen und Risikofaktoren des Dunbar-Syndroms (MALS) ist sowohl für die Prävention als auch für die Behandlung von zentraler Bedeutung. Während die genaue Ursache des MALS noch immer Gegenstand laufender Forschungen ist, wurden mehrere Faktoren identifiziert, die die Wahrscheinlichkeit erhöhen, dass eine Person dieses Leiden entwickelt. Diese Faktoren lassen sich grob in genetische Veranlagung und Familienanamnese, Lebensstil und Umweltfaktoren sowie Begleiterkrankungen einteilen.

Genetische Veranlagung und Familienanamnese beziehen sich auf vererbte Merkmale und familiäre Muster, die eine Person für MALS prädisponieren können. Obwohl MALS in der Regel nicht als Erbkrankheit angesehen wird, können bestimmte genetische Faktoren möglicherweise zu den anatomischen Unterschieden beitragen, die zu dieser Erkrankung führen.

Lebensstil und Umweltfaktoren umfassen eine Vielzahl von Elementen, darunter Ernährungsgewohnheiten, körperliche Aktivität und berufliche Risiken. Diese Faktoren können möglicherweise die Entstehung oder das Fortschreiten von MALS beeinflussen.

Koexistierende Erkrankungen schließlich beziehen sich auf das Vorhandensein anderer Gesundheitszustände, die zu MALS-Symptomen beitragen oder diese verschlimmern können. Bestimmte Erkrankungen können beispielsweise die Schmerzempfindlichkeit des Körpers erhöhen oder die normale Magen-Darm-Funktion verändern und so die Symptome von MALS-Patienten verstärken.

Durch ein umfassendes Verständnis dieser Ursachen und Risikofaktoren können Patienten, Gesundheitsdienstleister und Betreuer gemeinsam wirksame Strategien für den Umgang mit MALS entwickeln. Dazu gehören Früherkennung, korrekte Diagnose und ein Behandlungsplan, der auf die individuellen Bedürfnisse und Umstände jedes einzelnen Patienten zugeschnitten ist.

GENETISCHE VERANLAGUNG UND FAMILIENANAMNESE

Das Dunbar-Syndrom (MALS) wird zwar nicht als Erbkrankheit eingestuft, aber eine genetische Veranlagung und die Familienanamnese können dennoch eine wichtige Rolle bei seiner Entstehung spielen. Dies ist vor allem auf den Einfluss der Genetik auf die anatomischen Strukturen zurückzuführen, die am MALS beteiligt sind.

Wenn wir von genetischer Veranlagung sprechen, meinen wir damit den Einfluss unserer Gene auf die Wahrscheinlichkeit, dass wir bestimmte Krankheiten entwickeln werden. Im Falle von MALS könnten dies Faktoren sein, die sich auf die Bildung und Positionierung des Ligamentum arcuatum medianum während der fötalen Entwicklung auswirken.

Das Ligamentum arcuatum medianum, das normalerweise einen harmlosen Bogen über der Aorta bildet, kann in einigen Fällen eine ungewöhnliche Position oder Form einnehmen und auf die Arteria celiaca drücken oder das Ganglion celiacum komprimieren. Diese Kompression wird mit den Symptomen in Verbindung gebracht, die mit MALS einhergehen. Die Erforschung der genauen genetischen Faktoren, die diese abnorme

Positionierung beeinflussen könnten, ist noch nicht abgeschlossen, aber es ist klar, dass die Genetik bei diesem Aspekt der Ätiologie von MALS eine Rolle spielen könnte.

Die Familienanamnese hingegen bezieht sich auf die Gesundheits- und Krankheitsmuster in der Familie einer Person. Es gibt zwar keine Hinweise darauf, dass MALS direkt von den Eltern an die Kinder weitergegeben wird, aber eine Familienanamnese mit anderen Gefäßerkrankungen oder anatomischen Anomalien kann das Risiko, an MALS zu erkranken, subtil erhöhen.

Wenn beispielsweise in der Familiengeschichte Erkrankungen vorkommen, die die Struktur der Blutgefäße oder den Bauchraum betreffen, könnte dies eine mögliche Prädisposition für MALS darstellen. Ebenso könnten familiäre Muster der Schmerzempfindlichkeit oder der Immunreaktion das Auftreten von MALS-Symptomen beeinflussen.

Es ist jedoch wichtig zu wissen, dass eine genetische Veranlagung oder eine familiäre Vorgeschichte mit ähnlichen Erkrankungen keine Garantie dafür ist, dass eine Person MALS entwickeln wird. Diese Faktoren können lediglich die Wahrscheinlichkeit erhöhen und in Wechselwirkung mit einer Reihe anderer Risikofaktoren das Syndrom entweder auslösen oder davor schützen.

LEBENSSTIL UND UMWELTFAKTOREN

Die genaue Ursache des Dunbar-Syndroms (MALS) ist zwar nach wie vor unbekannt, doch können bestimmte Lebensstil- und Umweltfaktoren zum Auftreten oder zur Verschlimmerung der Symptome beitragen. Die Auswirkungen dieser Faktoren auf das MALS-Syndrom sind komplex, und die Beziehung ist oft indirekt. Ihr potenzieller Einfluss auf den Krankheitsverlauf, das Auftreten von Symptomen und die Behandlungsergebnisse ist jedoch nicht zu vernachlässigen.

Körperliche Aktivität: Regelmäßige anstrengende körperliche Betätigung kann bei einigen MALS-Patienten die Entwicklung der Symptome beeinflussen. Dies liegt daran, dass Aktivitäten, die schwere Bewegungen des Oberkörpers oder eine intensive Rumpfbeanspruchung beinhalten, zusätzlichen Druck auf das Ligamentum arcuatum medianum und die Strukturen, die es komprimiert, ausüben können. Infolgedessen können Personen, die intensive körperliche Aktivitäten ausüben oder Berufe ausüben, die schweres Heben erfordern, stärkere MALS-Symptome aufweisen. Umgekehrt kann ein sanftes und ausgewogenes Bewegungsprogramm die

Symptome lindern, indem es die allgemeine Gesundheit und die Gefäßfunktion fördert.

Ernährung: Obwohl kein direkter Zusammenhang zwischen einer bestimmten Ernährung und MALS nachgewiesen wurde, ist eine gesunde und ausgewogene Ernährung für die allgemeine Gesundheit der Gefäße von entscheidender Bedeutung. Nährstoffmängel oder eine Ernährung mit einem hohen Anteil an ungesunden Fetten können die MALS-Symptome indirekt verschlimmern, indem sie zu Entzündungen und einer schlechten Gefäßgesundheit beitragen. Es sind jedoch noch weitere Forschungsarbeiten erforderlich, um den Zusammenhang zwischen Ernährung und MALS zu verstehen.

Gewicht und Body Mass Index (BMI): Ein niedriger BMI könnte für MALS prädisponieren, da weniger Fettgewebe im Bauchraum eine stärkere Kompression der Zöliakiearterie durch die Bänder ermöglichen könnte. Dieser Zusammenhang ist jedoch nicht eindeutig, da nicht alle schlanken Personen MALS entwickeln und die Erkrankung bei Personen aller Körpergrößen auftreten kann.

Rauchen: Obwohl Rauchen keine direkte Ursache für MALS ist, kann es die Gefäßgesundheit erheblich beeinträchtigen. Rauchen kann die Blutgefäße schädigen, wodurch sie anfälliger für Kompression werden und die Effizienz des Blutflusses insgesamt abnimmt. Bei Personen, die für MALS prädisponiert sind, kann Rauchen daher die Symptome verschlimmern oder die Behandlungsergebnisse erschweren.

Umwelteinflüsse: Zwar besteht kein direkter Zusammenhang zwischen Umwelteinflüssen und MALS, doch kann die Exposition gegenüber bestimmten Umweltgiften oder Schadstoffen zu Gefäßschäden und Entzündungen beitragen, was die MALS-Symptome möglicherweise verschlimmert.

Zusammenfassend lässt sich sagen, dass Lebensstil und

Umweltfaktoren MALS zwar nicht direkt verursachen, aber das Auftreten der Symptome, den Schweregrad und die Behandlungsergebnisse beeinflussen können. Das Verständnis dieser Faktoren liefert wertvolle Erkenntnisse für die Behandlung der Erkrankung und die Verbesserung der Lebensqualität von MALS-Patienten.

BESTEHENDE ERKRANKUNGEN

Das Dunbar-Syndrom (MALS) tritt selten isoliert auf. Patienten mit MALS haben häufig noch andere Erkrankungen, die als Komorbiditäten bezeichnet werden. Diese Erkrankungen können den Diagnoseprozess erschweren, das Auftreten der Symptome beeinflussen und sich auf die Behandlungsergebnisse auswirken. Im Folgenden sind einige Erkrankungen aufgeführt, die gleichzeitig mit MALS auftreten können:

Zöliakie: Es gibt einen beobachteten Zusammenhang zwischen MALS und Zöliakie, der jedoch nicht vollständig geklärt ist. Einige Studien deuten darauf hin, dass die Entzündung bei Zöliakie zu anatomischen Veränderungen führen könnte, die für MALS prädisponieren. Andererseits könnten die Symptome der Zöliakie mit MALS verwechselt werden, was die Diagnose erschwert.

Fibromyalgie: Bei einigen Patienten mit MALS wurde Fibromyalgie, ein chronisches Schmerzsyndrom, festgestellt. Die mit der Fibromyalgie verbundenen weit verbreiteten

Schmerzen und Empfindlichkeiten können die Wahrnehmung der MALS-Symptome verstärken. Außerdem kann die chronische Natur beider Erkrankungen zur psychischen Belastung dieser Patienten beitragen.

Ehlers-Danlos-Syndrom: Das Ehlers-Danlos-Syndrom (EDS), eine Gruppe genetischer Erkrankungen des Bindegewebes, scheint bei MALS-Patienten häufiger aufzutreten als in der Allgemeinbevölkerung. EDS kann zu Hypermobilität und Laxität des Gewebes führen, was die mit MALS verbundenen anatomischen Anomalien beeinflussen könnte.

Dysautonomie: Dysautonomie bezieht sich auf eine Gruppe von Erkrankungen, die zu einer Fehlfunktion des autonomen Nervensystems führen. Sie kann mit MALS koexistieren, das Symptombild verkomplizieren und möglicherweise die Behandlungsergebnisse beeinflussen.

Gastrointestinale Störungen: Erkrankungen wie das Reizdarmsyndrom (IBS), Gastroparese und die gastroösophageale Refluxkrankheit (GERD) können gleichzeitig mit MALS auftreten. Da diese Erkrankungen mit ähnlichen Symptomen einhergehen, kann die Diagnose von MALS bei diesen Personen besonders schwierig sein.

Psychische Erkrankungen: Angststörungen, Depressionen und andere psychische Erkrankungen treten häufig gemeinsam mit chronischen Schmerzzuständen wie MALS auf. Die anhaltenden Schmerzen und die Ungewissheit in Bezug auf Diagnose und Behandlung können zu psychischen Problemen beitragen.

Es ist wichtig zu wissen, dass eine oder mehrere dieser Begleiterkrankungen nicht zwangsläufig die Ursache für MALS sind und dass MALS auch nicht zwangsläufig zu diesen Erkrankungen führt. Das Wissen um diese potenziellen Begleiterkrankungen kann den Gesundheitsdienstleistern jedoch helfen, MALS besser zu behandeln und die Ergebnisse für die Patienten zu verbessern.

SYMPTOME UND KOMPLIKATIONEN

Das Dunbar-Syndrom (MALS) ist eine Erkrankung, die durch eine Reihe von Symptomen gekennzeichnet ist, die insgesamt die Lebensqualität der betroffenen Personen beeinträchtigen. Dieses Kapitel soll einen umfassenden Überblick über die häufigsten Symptome des MALS sowie über mögliche Komplikationen und Langzeitfolgen geben. Es ist wichtig zu wissen, dass die Ausprägung der MALS-Symptome von Person zu Person sehr unterschiedlich sein kann und von einer Vielzahl von Faktoren wie Alter, Geschlecht und Lebensstil abhängt. Dieses Kapitel geht auch auf diese Unterschiede ein, um dem Leser ein ganzheitliches Verständnis dieser komplexen Erkrankung zu vermitteln.

Bei MALS handelt es sich im Kern um eine Gefäßerkrankung, die zu einer Reihe von Symptomen führen kann, von denen viele mit der Unterbrechung des Blutflusses zu verschiedenen Organen im Körper zusammenhängen. Die Symptome können von leichtem Unbehagen bis hin zu starken Schmerzen reichen und den Alltag erheblich beeinträchtigen. Außerdem kann der Schweregrad dieser Symptome im Laufe der Zeit schwanken, was die Situation für die Patienten noch komplexer macht.

MALS-Komplikationen sind in erster Linie eine Folge des chronischen Charakters der Krankheit und der Auswirkungen, die sie mit der Zeit auf verschiedene Körpersysteme hat. Diese Komplikationen können von körperlichen Folgen wie Gewichtsverlust durch verminderten Appetit bis hin zu psychischen Auswirkungen wie Angst und Depression aufgrund von chronischen Schmerzen und Unsicherheit reichen.

Zu den langfristigen Auswirkungen von MALS gehört nicht nur die Möglichkeit, dass sich die Symptome und Komplikationen verschlimmern, sondern auch die möglichen Auswirkungen der verschiedenen Behandlungsmöglichkeiten. Wie wir in den folgenden Kapiteln sehen werden, ist die Behandlung von MALS häufig mit einem chirurgischen Eingriff verbunden, der seine eigenen potenziellen Langzeitfolgen mit sich bringt.

Die Ausprägung der MALS-Symptome kann durch Faktoren wie Alter, Geschlecht und Lebensstil beeinflusst werden. So können bei jüngeren Menschen andere Symptome auftreten als bei älteren Menschen. Ebenso können Lebensstilfaktoren wie das Maß an körperlicher Aktivität und die Ernährungsgewohnheiten eine Rolle bei der Ausprägung und Schwere der Symptome spielen.

Durch das Verständnis des Spektrums der Symptome und der potenziellen Komplikationen, die mit MALS einhergehen, können Patienten und Betreuer ihren Weg mit dieser komplexen Erkrankung besser meistern. In den folgenden Abschnitten dieses Kapitels gehen wir näher auf jeden dieser Bereiche ein, um einen umfassenden Überblick über MALS-Symptome und -Komplikationen zu geben.

HÄUFIGE SYMPTOME VON MALS

Das Dunbar-Syndrom (MALS) tritt häufig mit einer Reihe von Symptomen auf, die aufgrund ihrer Vielfältigkeit schwer einer einzigen Erkrankung zuzuordnen sind. Aufgrund der anatomischen Lage und der vaskulären Natur des MALS stehen die am häufigsten berichteten Symptome oft im Zusammenhang mit dem Verdauungssystem. Es ist jedoch wichtig zu wissen, dass diese Symptome von Person zu Person sehr unterschiedlich sein können und nicht immer perfekt mit der Lehrbuchdefinition übereinstimmen.

BAUCHSCHMERZEN

Eines der häufigsten Symptome bei MALS-Betroffenen sind chronische, wiederkehrende Unterleibsschmerzen. Diese Schmerzen werden häufig als stechend, stark und im Oberbauch lokalisiert beschrieben. Sie treten typischerweise postprandial auf, d. h. nach den Mahlzeiten. Dies ist auf den erhöhten Blutbedarf des Verdauungssystems nach dem Essen zurückzuführen, der die durch das Ligamentum arcuatum medianum verursachte Kompression der Zöliakalarterie noch verstärkt.

ÜBELKEIT UND ERBRECHEN

Viele MALS-Patienten leiden unter Übelkeit, insbesondere nach dem Essen. In einigen Fällen kann diese Übelkeit zu Erbrechen führen. Es wird angenommen, dass dieses Symptom eine Folge der verminderten Durchblutung der Verdauungsorgane ist, die deren normale Funktion beeinträchtigt.

GEWICHTSVERLUST UND MAGERSUCHT

Eine beträchtliche Anzahl von MALS-Patienten berichtet über ungewollten Gewichtsverlust. Dies kann auf mehrere sich überschneidende Faktoren zurückzuführen sein. Erstens können die postprandialen Schmerzen zu einer Angst vor dem Essen, auch bekannt als Sitophobie, führen, was die Gesamtkalorienaufnahme verringern kann. Zweitens können Übelkeitsgefühle und Erbrechen zu einer verminderten Nahrungsaufnahme und damit zu einem Gewichtsverlust beitragen.

ANDERE SYMPTOME

Es gibt weitere, weniger häufige Symptome, die bei einigen MALS-Patienten auftreten können. Dazu können Durchfall oder Verstopfung, Blähungen und Müdigkeit gehören. Es ist wichtig zu wissen, dass das Vorhandensein oder Fehlen dieser Symptome die Diagnose MALS nicht endgültig bestätigt oder ausschließt, aber sie können zum klinischen Gesamtbild beitragen.

Zusammenfassend lässt sich sagen, dass die Symptome von MALS in erster Linie mit dem Verdauungssystem zusammenhängen und die Lebensqualität der Betroffenen erheblich beeinträchtigen können. Das Verständnis dieser häufigen Symptome ist ein entscheidender Schritt zur frühzeitigen Erkennung und Behandlung dieser Erkrankung.

WIE DIE SYMPTOME VON PERSON ZU PERSON VARIIEREN KÖNNEN

Wie bei vielen anderen Erkrankungen auch, können die Symptome des Dunbar-Syndroms (MALS) von Person zu Person sehr unterschiedlich sein. Diese Unterschiede können durch verschiedene Faktoren beeinflusst werden, darunter der Grad der Kompression der Arteria celiaca, der allgemeine Gesundheitszustand der Person, Begleiterkrankungen und sogar ihre Schmerztoleranz. Das Verständnis dieser Unterschiede ist entscheidend für die genaue Diagnose und die wirksame Behandlung von MALS.

GRAD DER KOMPRESSION DER ZÖLIAKALARTERIE

Die Symptome von MALS sind in erster Linie auf die Kompression der Zöliakalarterie durch das Ligamentum arcuatum medianum zurückzuführen. Der Grad dieser Kompression kann jedoch von Mensch zu Mensch variieren. Bei einigen Personen kann eine leichte Kompression vorliegen, die zu weniger schweren Symptomen führt, während bei anderen eine starke Kompression vorliegt, die zu ausgeprägteren Symptomen führt.

ALLGEMEINER GESUNDHEITSZUSTAND

Auch der allgemeine Gesundheitszustand der Person kann die Ausprägung der MALS-Symptome beeinflussen. So verfügen Personen mit einem robusten Herz-Kreislauf-System möglicherweise über mehr Kompensationsmechanismen, um trotz der Kompression der Zöliakie-Arterie einen angemessenen Blutfluss aufrechtzuerhalten, was möglicherweise zu milderen Symptomen führt. Umgekehrt können Personen mit einer beeinträchtigten kardiovaskulären Gesundheit schwerere Symptome aufweisen.

KOEXISTIERENDE ERKRANKUNGEN

Koexistierende Erkrankungen können einen erheblichen Einfluss darauf haben, wie sich MALS-Symptome manifestieren. So können bei Menschen mit vorbestehenden Magen-Darm-Erkrankungen wie dem Reizdarmsyndrom (IBS) oder der Gastroparese die Verdauungssymptome wie Bauchschmerzen, Übelkeit und veränderte Stuhlgewohnheiten verstärkt auftreten. Andererseits können bei Personen ohne diese Erkrankungen in erster Linie postprandiale Schmerzen ohne andere gastrointestinale Symptome auftreten.

SCHMERZWAHRNEHMUNG

Schmerzwahrnehmung und -toleranz sind von Person zu Person sehr unterschiedlich, was sich auf den angegebenen Schweregrad der MALS-Symptome auswirken kann. Manche Menschen haben eine hohe Schmerzschwelle und beschreiben ihre Symptome als leicht oder mäßig, während andere, die eine niedrigere Schmerzschwelle haben, dieselbe Schmerzstärke als stark beeinträchtigend empfinden.

KOMPLIKATIONEN UND LANGZEITWIRKUNGEN

Das Dunbar-Syndrom (MALS) ist eine Erkrankung, die, wenn sie unbehandelt bleibt, zu verschiedenen Komplikationen und Langzeitfolgen führen kann. Diese möglichen Folgen lassen sich grob in physische, psychische und lebensstilbedingte Auswirkungen unterteilen.

Körperliche Komplikationen

CHRONISCHE BAUCHSCHMERZEN

Eine der wichtigsten körperlichen Komplikationen, die durch unbehandeltes MALS entstehen können, sind chronische Unterleibsschmerzen. Diese Schmerzen können schwerwiegend und lähmend sein und häufig die täglichen Aktivitäten beeinträchtigen. Sie verschlimmern sich oft nach den Mahlzeiten aufgrund des erhöhten Blutflussbedarfs im Verdauungstrakt, was zu postprandialer Angina führt. Im Laufe der Zeit können diese Schmerzen zu Angst vor dem Essen führen, was wiederum zu Gewichtsverlust und Unterernährung führt.

GASTROPARESE

In einigen Fällen kann MALS zu einer Gastroparese führen, einer Erkrankung, die durch eine verzögerte Magenentleerung gekennzeichnet ist. Dies kann auf die verminderte Durchblutung von Magen und Darm zurückzuführen sein, wodurch deren normale Funktion beeinträchtigt wird. Zu den Symptomen der Gastroparese können Übelkeit, Erbrechen, frühzeitiges Sättigungsgefühl und Blähungen gehören, was die Beschwerden der Patienten noch verschlimmert.

UNTERERNÄHRUNG UND GEWICHTSVERLUST

Wie bereits erwähnt, können die mit MALS verbundenen postprandialen Schmerzen zu einer Vermeidung von Nahrungsmitteln führen, was einen erheblichen Gewichtsverlust und Unterernährung zur Folge hat. Dies kann schwerwiegende gesundheitliche Folgen haben, vor allem, wenn es nicht behandelt wird. Es kann zu Schwäche, Immunstörungen und anderen Gesundheitsproblemen führen.

Psychologische Komplikationen

ANGSTSTÖRUNG UND DEPRESSION

Die chronischen Schmerzen und Beschwerden, die mit MALS einhergehen, können zu Angstzuständen und Depressionen beitragen. Die Angst, nach dem Essen Schmerzen zu haben, kann zu Erwartungsangst vor den Mahlzeiten führen, die möglicherweise Vermeidungsverhalten hervorruft und Ernährungsmängel verschlimmert. Der chronische Charakter der Erkrankung und die Schwierigkeiten, eine Diagnose zu erhalten, können auch zu Gefühlen der Hoffnungslosigkeit und Depression führen.

AUSWIRKUNGEN AUF DIE LEBENSQUALITÄT

Die anhaltenden Schmerzen, die Ernährungseinschränkungen und die damit verbundenen psychologischen Auswirkungen können die Lebensqualität von MALS-Betroffenen erheblich beeinträchtigen. Es kann für sie schwierig sein, an Aktivitäten teilzunehmen, die ihnen früher Spaß gemacht haben, was zu sozialer Isolation führt. Die ständige Notwendigkeit, mit den Symptomen umzugehen, kann auch zu körperlicher und seelischer Erschöpfung führen.

LANGFRISTIGE AUSWIRKUNGEN

Wenn MALS nicht angemessen behandelt wird, kann es zu langfristigen Auswirkungen auf die Gesundheit und das Wohlbefinden des Einzelnen führen. Die chronischen Schmerzen und die Unterernährung können zu einem geschwächten Immunsystem beitragen, wodurch die Betroffenen anfälliger für Krankheiten werden. Darüber hinaus können der psychische Stress und die Angst, die mit der Erkrankung einhergehen, nachhaltige Auswirkungen auf die psychische Gesundheit haben.

VARIATIONEN IN DER SYMPTOMDARSTELLUNG NACH ALTER, GESCHLECHT UND LEBENSSTIL

Die Symptome des Dunbar-Syndroms (MALS) können aufgrund von Faktoren wie Alter, Geschlecht und Lebensstil von Patient zu Patient sehr unterschiedlich sein. In diesem Kapitel wird untersucht, wie sich diese Variablen auf die Darstellung der Symptome und den Schweregrad des MALS auswirken können.

ALTERSBEDINGTE UNTERSCHIEDE

Jüngere Menschen, insbesondere solche im späten Teenager-alter bis Anfang 30, können die Symptome von MALS anders erleben als ältere Erwachsene. Sie berichten möglicherweise über stärkere und anhaltende Bauchschmerzen, was wahrscheinlich auf ihre höheren Stoffwechselanforderungen und ihren aktiveren Lebensstil zurückzuführen ist, die den Blutflussbedarf in der Zöliakalarterie erhöhen.

Im Gegensatz dazu können bei älteren Menschen mildere oder atypische Symptome auftreten. So kann es beispielsweise sein, dass sie keine klassischen postprandialen Schmerzen verspüren, sondern stattdessen über unspezifische Symptome wie Blähungen, Verdauungsstörungen oder unerklärlichen Gewichtsverlust berichten. Diese Abweichungen können die Diagnose von MALS bei älteren Erwachsenen erschweren, da diese Symptome fälschlicherweise anderen altersbedingten Erkrankungen oder Veränderungen zugeschrieben werden können.

GESCHLECHTSSPEZIFISCHE VARIATIONEN

MALS scheint bei Frauen häufiger aufzutreten als bei Männern, insbesondere bei Frauen zwischen Mitte 20 und 40. Es wird vermutet, dass dies auf anatomische Unterschiede zurückzuführen sein könnte, einschließlich eines geringeren Abstands zwischen der Zöliakiearterie und dem Ligamentum arcuatum medianum bei Frauen, was die Wahrscheinlichkeit einer Kompression erhöhen könnte.

Frauen mit MALS könnten auch aufgrund von Hormonschwankungen stärkere Symptome oder eine größere Beeinträchtigung ihrer Lebensqualität erfahren. Manche Frauen stellen zum Beispiel fest, dass sich ihre MALS-Symptome in bestimmten Phasen ihres Menstruationszyklus verschlimmern.

LEBENSSTILBEDINGTE VARIATIONEN

Lebensstilelemente wie Ernährung, Bewegung und Stress können sich ebenfalls auf das Auftreten von MALS-Symptomen auswirken. So können beispielsweise bei Personen, die sich fettreich ernähren, stärkere postprandiale Schmerzen auftreten, da fettreiche Mahlzeiten für die Verdauung einen höheren Blutfluss zum Darm erfordern.

Auch bei Menschen, die sich körperlich anstrengen,

können die Symptome aufgrund des erhöhten Blutbedarfs in der Bauchregion stärker ausgeprägt sein. Andererseits kann mäßige körperliche Betätigung möglicherweise dazu beitragen, die Symptome zu lindern, indem sie die Blutzirkulation insgesamt fördert und das Stressniveau senkt.

Stress und Angst können die MALS-Symptome ebenfalls verschlimmern. Chronischer Stress kann die Schmerzwahrnehmung verstärken und einen Teufelskreis aus zunehmenden Symptomen und Stressreaktionen auslösen. Daher kann die Bewältigung von Stress und Ängsten ein wichtiger Bestandteil der Behandlung von MALS-Symptomen sein.

Für eine genaue Diagnose und eine wirksame Behandlung von MALS ist es wichtig zu verstehen, wie Alter, Geschlecht und Lebensstil die Symptome beeinflussen können. Das Erkennen dieser Unterschiede kann Patienten und medizinischem Fachpersonal helfen, die Krankheit besser in den Griff zu bekommen und ihre Auswirkungen auf die Lebensqualität der Patienten zu minimieren.

DIAGNOSTIK

Die Diagnose des Dunbar-Syndroms ist ein komplizierter Prozess, der von einem umfassenden Verständnis der Symptome des Patienten, der körperlichen Untersuchung, der Anamnese und den Ergebnissen spezifischer diagnostischer Tests abhängt. In diesem Kapitel werden die verschiedenen Aspekte der MALS-Diagnose erläutert, die aufgrund der Seltenheit der Erkrankung und der unspezifischen Symptome oft schwierig ist.

Der Prozess der MALS-Diagnose beginnt mit einer gründlichen körperlichen Untersuchung und einer detaillierten Erhebung der Krankengeschichte des Patienten. Dieser erste Schritt ist von entscheidender Bedeutung, denn er bildet die Grundlage für das Verständnis der Symptome des Patienten, ihrer Dauer und ihres Verlaufs sowie aller potenziellen Faktoren, die die Symptome verschlimmern oder lindern können. Die Ärzte achten auch auf Anzeichen von Gewichtsverlust, abdominellem Bruit (ein mit dem Stethoskop hörbares Geräusch, das

Turbulenzen im Blutfluss anzeigt) oder Druckempfindlichkeit, die auf MALS hindeuten könnten.

Neben der körperlichen Untersuchung und der Anamnese spielen verschiedene bildgebende Verfahren und diagnostische Tests eine wichtige Rolle bei der Diagnose von MALS. Diese Tests, einschließlich, aber nicht beschränkt auf Doppler-Ultraschall, Computertomographie-Angiographie (CTA) und Magnetresonanz-Angiographie (MRA), werden zur Darstellung der Anatomie der Arteria celiacis und des Ligamentum arcuatum medianum verwendet. Sie können Anomalien oder Verdichtungen aufzeigen, die auf MALS hinweisen.

Die Diagnose von MALS ist jedoch nicht auf diese Tests beschränkt. Andere diagnostische Verfahren können eingesetzt werden, um andere Erkrankungen auszuschließen, die ähnliche Symptome aufweisen. Dieser differenzialdiagnostische Ansatz ist von entscheidender Bedeutung, um sicherzustellen, dass die Behandlung auf die richtige Erkrankung ausgerichtet ist.

Trotz der zahlreichen verfügbaren Diagnoseinstrumente und -techniken bleibt die Diagnose von MALS eine Herausforderung. Die Seltenheit der Erkrankung, gepaart mit einem Mangel an Bewusstsein und Konsens in der medizinischen Gemeinschaft, führt häufig zu verzögerten oder übersehenen Diagnosen. Dieses Kapitel wird sich mit diesen Herausforderungen und Kontroversen befassen und Einblicke in die laufenden Debatten und Forschungen auf diesem Gebiet geben.

In den nächsten Abschnitten werden wir jeden dieser Aspekte im Detail untersuchen, um ein umfassendes Verständnis des Diagnoseprozesses für MALS zu vermitteln. Dieses Wissen ist sowohl für Patienten als auch für Gesundheitsdienstleister von entscheidender Bedeutung, da eine genaue und rechtzeitige Diagnose der erste Schritt zu einer wirksamen Bchandlung und einer verbesserten Lebensqualität für Menschen mit MALS ist.

55

KÖRPERLICHE UNTERSUCHUNG UND ANAMNESE

DIE ROLLE DER KÖRPERLICHEN UNTERSUCHUNG

Die körperliche Untersuchung ist ein entscheidender Bestandteil des diagnostischen Prozesses bei MALS. Bei der Untersuchung beurteilt der Arzt das allgemeine Wohlbefinden des Patienten und konzentriert sich speziell auf die Bauchregion, die bei MALS am häufigsten betroffen ist.

Der Arzt wird den Bauch abtasten - oder sanft drücken und fühlen -, um empfindliche, verhärtete oder geschwollene Stellen zu entdecken. Er kann den Bauch auch mit einem Stethoskop abhören, um ein abnormales Geräusch zu hören, das auf Turbulenzen im Blutfluss hinweist. Bei MALS kann dieses Geräusch durch die Kompression der Zöliakalarterie durch das Ligamentum arcuatum medianum verursacht werden.

Es sei darauf hingewiesen, dass diese Anzeichen zwar nützlich sind, aber keinen eindeutigen Beweis für MALS darstellen. Das Fehlen von Druckempfindlichkeit im Bauchraum oder eines abdominalen Geräusches schließt das

Vorliegen der Erkrankung nicht aus, und ihr Vorhandensein bestätigt sie auch nicht. Es handelt sich lediglich um Hilfsmittel, die dem Arzt helfen, sich ein erstes Bild vom Zustand des Patienten zu machen.

DIE ROLE DER ANAMNESE

Die Anamnese ist ein weiterer wichtiger Bestandteil der MALS-Diagnose. Bei der Anamneseerhebung stellt der Arzt dem Patienten detaillierte Fragen zu den Symptomen, einschließlich ihres Auftretens, ihrer Dauer, ihres Schweregrads und ihres Verlaufs. Auch alle Faktoren, die die Symptome verschlimmern oder lindern, sind zu beachten.

Der Arzt kann Fragen stellen wie:

- Wann haben die Unterleibsschmerzen begonnen?
- Sind die Schmerzen konstant oder kommen und gehen sie?
- Verschlimmern sich die Schmerzen nach dem Essen oder bei körperlicher Betätigung?
- Gibt es Faktoren, die die Schmerzen lindern, wie bestimmte Positionen oder Medikamente?
- Haben Sie eine ungewollte Gewichtsabnahme festgestellt?
- Haben Sie andere Symptome wie Übelkeit, Erbrechen oder Durchfall festgestellt?

Diese Fragen zielen darauf ab, ein umfassendes Bild des Gesundheitszustands des Patienten zu zeichnen, das bei der Diagnose hilft.

Darüber hinaus wird der Arzt Informationen über die Krankengeschichte, die Familiengeschichte, die Lebensgewohnheiten und alle Medikamente, die der Patient einnimmt, sammeln. Diese Informationen sind von entscheidender Bedeutung, da sie dem Arzt helfen, andere Erkrankungen auszuschließen, die möglicherweise mit ähnlichen Symptomen einhergehen, und Risikofaktoren für MALS zu ermitteln.

BILDGEBENDE VERFAHREN UND DIAGNOSTISCHE TESTS FÜR MALS

Bildgebende Verfahren und diagnostische Tests sind entscheidend für die Diagnose des Dunbar-Syndroms (MALS). Diese Tests helfen dabei, die Erkrankung genau zu bestimmen, indem sie den visuellen Nachweis der Kompression der Arteria celiacis durch das Ligamentum arcuatum medianum, das Hauptmerkmal des MALS, erbringen. Es werden mehrere bildgebende Verfahren eingesetzt, von denen jedes seine Stärken hat und die sich oft gegenseitig ergänzen, um eine genaue Diagnose zu stellen.

ABDOMEN-ULTRASCHALL MIT DOPPLER

Die erste bildgebende Untersuchung bei Verdacht auf MALS ist ein abdominaler Duplex-Ultraschall mit Doppler. Bei diesem nicht-invasiven Test werden mithilfe von Schallwellen Bilder der Bauchstrukturen erstellt und der Blutfluss durch die Zöliakalarterie beurteilt. Sie kann Verengungen der Arterie und eine erhöhte Blutflussgeschwindigkeit aufzeigen, die auf MALS hindeuten. Der Vorteil dieses Tests ist, dass er dynamisch durchgeführt werden kann, wobei sich der Patient sowohl in der Inspirations- als auch in der Exspirationsphase befindet, was einen weiteren Hinweis auf das Vorhandensein von MALS geben kann.

COMPUTERTOMOGRAPHIE-ANGIOGRAPHIE (CTA)

Wenn die Ultraschallbefunde auf MALS hindeuten oder die Diagnose noch unsicher ist, kann eine Computertomographie-Angiographie (CTA) durchgeführt werden. Diese bildgebende Untersuchung liefert hochauflösende dreidimensionale Bilder des abdominalen Gefäßsystems und kann die Beziehung zwischen der Arteria celiacis und dem Ligamentum arcuatum medianum klar darstellen. Dabei können auch mögliche Komplikationen von MALS, wie Aneurysmen oder Kollateral-kreisläufe, erkannt werden.

MAGNETRESONANZANGIOGRAPHIE (MRA)

Wie die CTA liefert auch die Magnetresonanzangiographie (MRA) detaillierte Bilder der Gefäße. Sie arbeitet mit Magnet-feldern und nicht mit Strahlung, was für bestimmte Patienten von Vorteil sein kann. Mit der MRA lassen sich die Zöliakalar-terie und die sie umgebenden Strukturen gut darstellen. Sie kann auch durchgeführt werden, wenn sich der Patient in verschiedenen Atemphasen befindet, um den dynamischen Charakter der Kompression zu demonstrieren.

MESENTERIALER DUPLEX-ULTRASCHALL

In einigen Fällen kann ein mesenterialer Duplex-Ultraschall durchgeführt werden. Mit dieser Untersuchung wird der Blut-fluss in den Mesenterialarterien, den wichtigsten Blutgefäßen zur Versorgung des Darms, beurteilt. Ähnlich wie beim abdominalen Duplex-Ultraschall können erhöhte Blutflussgeschwindigkeiten festgestellt werden, die auf MALS hindeuten.

GASTRIC EXERCISE TONOMETRY

Hierbei handelt es sich um einen diagnostischen Test, der die Veränderungen der Magenschleimhautperfusion bzw. des Blutflusses während der Belastung misst. Er basiert auf dem Prinzip, dass sich die MALS-Symptome bei körperlicher Aktivität aufgrund des erhöhten Blutflussbedarfs oft verschlimmern. Dieser Test wird zwar nicht häufig eingesetzt, kann aber in bestimmten Fällen hilfreich sein.

ANDERE TESTS, DIE ZUM AUSSCHLUSS ANDERER ERKRANKUNGEN VERWENDET WERDEN KÖNNEN

Bei der Diagnose des Dunbar-Syndroms (MALS) ist es wichtig, andere Erkrankungen auszuschließen, die mit ähnlichen Symptomen einhergehen können. Zu diesen Erkrankungen können Magen-Darm-Erkrankungen, andere Gefäßerkrankungen und Erkrankungen des Bewegungsapparats gehören. Um diese möglichen Differentialdiagnosen auszuschließen, können verschiedene Tests durchgeführt werden.

GASTROINTESTINALE TESTS

Mehrere gastrointestinale Erkrankungen können ähnliche Symptome wie MALS hervorrufen, z. B. Bauchschmerzen nach dem Essen. Zu diesen Erkrankungen gehören Magengeschwüre, Gallenblasenerkrankungen und die gastroösophageale Refluxkrankheit (GERD).

Obere Endoskopie (EGD): Mit diesem Verfahren können Ärzte die Speiseröhre, den Magen und den oberen Teil des Dünndarms mithilfe eines flexiblen Schlauchs mit einer Kamera untersuchen. Es kann helfen, Magengeschwüre, GERD und andere mögliche Ursachen für Bauchschmerzen zu diagnostizieren.

HIDA-Scan: Dieser bildgebende Test bewertet die Funktion der Gallenblase und kann dazu beitragen, eine Gallenblasenerkrankung als Ursache der Bauchbeschwerden auszuschließen.

VASKULÄRE TESTS

Andere vaskuläre Störungen können ähnliche Symptome wie MALS hervorrufen, z. B. eine mesenteriale Ischämie.

Mesenterialangiographie: Bei diesem Test wird ein Kontrastmittel in die Blutgefäße gespritzt und anschließend eine Röntgenaufnahme gemacht. So können die Ärzte die Blutgefäße, die den Darm versorgen, sichtbar machen und andere Gefäßerkrankungen, die Bauchschmerzen verursachen könnten, ausschließen.

MUSKULOSKELETTALE TESTS

Einige muskuloskelettale Erkrankungen können die Symptome von MALS nachahmen.

Bauchwand-Triggerpunkt-Untersuchung: Hierbei handelt es sich um eine körperliche Untersuchungstechnik, bei der der Arzt auf verschiedene Punkte der Bauchdecke drückt, um sie auf Empfindlichkeit und Muskelspannung zu prüfen. Dies kann helfen, muskuloskelettale Ursachen von Bauchschmerzen, wie das myofasziale Schmerzsyndrom, zu erkennen.

MRT des Abdomens: Diese bildgebende Untersuchung kann helfen, Erkrankungen der Bauchdecke oder der Wirbelsäule auszuschließen, die Schmerzen verursachen könnten.

Bestimmte Stoffwechsel- und Entzündungskrankheiten können ebenfalls Bauchschmerzen und Gewichtsverlust verursachen, ähnlich wie bei MALS.

Blutuntersuchungen: Blutuntersuchungen können Anzeichen von Entzündungen, Infektionen oder Stoffwechselstörungen aufdecken, die die Symptome erklären könnten. Diese Tests können ein komplettes Blutbild (CBC), die Erythrozytensedimentationsrate (ESR), das C-reaktive Protein (CRP) und ein Stoffwechselpanel umfassen.

Durch die Durchführung dieser Tests kann der Arzt sicherstellen, dass die Diagnose MALS korrekt ist und dass andere Erkrankungen mit ähnlichen Symptomen angemessen ausgeschlossen wurden. Dieser gründliche Ansatz ist entscheidend für die Festlegung der richtigen Behandlungsstrategie.

HERAUSFORDERUNGEN UND KONTROVERSEN BEI DER DIAGNOSE VON MALS

Die Diagnose des Median-Arcuate-Ligament-Syndroms (MALS) kann ein komplexer Prozess sein, der mit Herausforderungen und Kontroversen behaftet ist. Diese Probleme ergeben sich aus der Seltenheit der Erkrankung, der Überschneidung der Symptome mit anderen Erkrankungen und den anhaltenden Debatten in der medizinischen Fachwelt über Diagnosekriterien und -methoden.

HERAUSFORDERUNG: UNSPEZIFISCHE SYMPTOME

Eine der größten Herausforderungen liegt in der unspezifischen Natur der MALS-Symptome. Bauchschmerzen, Übelkeit und Gewichtsverlust können bei vielen verschiedenen Erkrankungen auftreten, so dass es schwierig ist, MALS ohne gründliche Untersuchung als Ursache festzustellen. Diese Unklarheit führt häufig zu Verzögerungen bei der Diagnose und manchmal auch zu Fehldiagnosen, da die Symptome auf Magen-Darm- oder andere häufigere Erkrankungen zurückgeführt werden könnten.

DIE HERAUSFORDERUNG: MANGELNDES BEWUSSTSEIN

Trotz des medizinischen Fortschritts ist das Bewusstsein für MALS bei vielen Angehörigen der Gesundheitsberufe nach wie vor relativ gering. Dieser Mangel an Bewusstsein kann zu einer Unterdiagnose führen, so dass manche Patienten mehrere Tests und Konsultationen durchlaufen, bevor sie eine korrekte Diagnose erhalten.

KONTROVERSE DISKUSSION: DIAGNOSEKRITERIEN

Es gibt eine anhaltende Kontroverse über die genauen Diagnosekriterien für MALS. Einige Kliniker plädieren für einen konservativen Ansatz und schlagen vor, MALS nur dann zu diagnostizieren, wenn sowohl charakteristische Symptome als auch eine nachweisbare Kompression der Zöliakalarterie vorhanden sind. Andere plädieren für ein umfassenderes Kriterium und argumentieren, dass selbst eine leichte oder mäßige arterielle Kompression bei bestimmten Patienten zu erheblichen Symptomen führen kann.

KONTROVERSE DISKUSSION: ROLLE DER DIAGNOSTISCHEN TESTS

Die Rolle und die Interpretation verschiedener diagnostischer Tests für MALS ist ein weiterer Bereich, der umstritten ist. Einige Fachleute verlassen sich zum Beispiel stark auf bildgebende Untersuchungen wie Computertomographie (CT) oder Magnetresonanztomographie (MRT), um eine Kompression der Zöliakalarterie nachzuweisen. Andere wiederum argumentieren, dass diese Tests MALS überdiagnostizieren können, da sie eine Kompression zeigen können, die eigentlich eine normale anatomische Veränderung ist und nicht die Ursache für die Symptome des Patienten.

KONTROVERSE DISKUSSION: PSYCHOSOMATISCHE ZUSCHREIBUNG

Angesichts des subjektiven Charakters der Schmerzen und des Fehlens offenkundiger körperlicher Anzeichen in einigen Fällen wurde bei einigen Patienten mit MALS eine psychosomatische Störung vermutet. Diese Kontroverse kann für Patienten eine besondere Herausforderung darstellen und zu Gefühlen der Frustration und Abwertung ihrer Symptome führen.

BEHANDLUNG UND MANAGEMENT

Sobald die Diagnose des Dunbar-Syndroms (MALS) feststeht, liegt der Schwerpunkt auf der Behandlung und dem Management. Dieses Kapitel gibt einen Überblick über die verschiedenen verfügbaren Optionen, die sich an der Schwere der Symptome, dem allgemeinen Gesundheitszustand und den persönlichen Präferenzen des Patienten orientieren.

Die Behandlung von MALS ist vielschichtig und umfasst konservative Methoden, nicht-chirurgische und chirurgische Optionen. Jeder Ansatz zielt darauf ab, die Kompression der Zöliakie-Arterie zu beheben und die damit verbundenen Symptome zu lindern, sie unterscheiden sich jedoch erheblich in ihrer Invasivität, den möglichen Komplikationen und den Auswirkungen auf den Lebensstil des Patienten.

Konservative Behandlungsmöglichkeiten sind in der Regel die erste Wahl der Behandlung. Dazu gehören Änderungen des Lebensstils und die Einnahme von Medikamenten, mit denen die Symptome gelindert werden können, ohne dass auf invasivere Verfahren zurückgegriffen werden muss. Bei manchen

Patienten können diese Maßnahmen jedoch keine ausreichende Linderung bringen.

Wenn konservative Behandlungen unzureichend sind, können nicht-chirurgische Eingriffe in Betracht gezogen werden. Dazu können Verfahren wie Zöliakalplexusblockaden gehören, die auf die an MALS beteiligten Nervenbahnen abzielen, um die Schmerzen zu lindern.

Chirurgische Behandlungsmöglichkeiten, wie z. B. eine Dekompressionsoperation, werden in der Regel in Betracht gezogen, wenn andere Behandlungen unwirksam waren. Diese Verfahren können zwar eine deutliche Linderung bewirken, bergen aber auch eine Reihe von Risiken und Vorteilen, die mit dem Patienten ausführlich besprochen werden sollten.

Die postoperative Versorgung ist entscheidend für eine reibungslose Genesung nach einem chirurgischen Eingriff. Dazu gehören Schmerztherapie, Wundversorgung und die Überwachung auf mögliche Komplikationen. Außerdem benötigen die Patienten möglicherweise Rehabilitationsmaßnahmen, um Kraft und Funktionalität wiederzuerlangen.

Die Vorteile, Risiken und Ergebnisse jeder Behandlungsoption müssen gründlich bewertet und mit dem Patienten besprochen werden. Dadurch wird sichergestellt, dass der Patient eine fundierte Entscheidung über seine Behandlung treffen kann und die möglichen kurz- und langfristigen Auswirkungen kennt.

Und schließlich profitiert die MALS-Behandlung häufig von einem multidisziplinären Ansatz. Durch die Einbeziehung von Fachleuten aus verschiedenen medizinischen Fachbereichen wie Gastroenterologie, Radiologie und Psychologie kann ein umfassenderer und ganzheitlicherer Behandlungsplan erstellt werden.

Bei der Behandlung von MALS geht es letztlich nicht nur um die Linderung der Symptome, sondern auch um die

Verbesserung der allgemeinen Lebensqualität des Patienten. Dieser umfassende Behandlungsansatz stellt sicher, dass alle Aspekte der Gesundheit des Patienten berücksichtigt werden, und ebnet den Weg für einen gründlicheren und wirksameren Behandlungsplan.

KONSERVATIVE BEHANDLUNGSMETHODEN

Die erste Behandlungslinie für das Dunbar-Syndrom (MALS) umfasst häufig konservative Behandlungsoptionen. Diese Methoden sind weniger invasiv als chirurgische Eingriffe und zielen darauf ab, die Symptome zu lindern und die Lebensqualität zu verbessern, ohne sofort auf eine Operation zurückzugreifen.

ÄNDERUNGEN DER LEBENSWEISE

Änderungen der Lebensweise sind ein wesentlicher Bestandteil der konservativen Behandlung. Diese Änderungen können dazu beitragen, die Häufigkeit und Schwere der Symptome zu verringern.

ERNÄHRUNGSUMSTELLUNG

Bei vielen MALS-Patienten können bestimmte Nahrungsmittel oder Essgewohnheiten die Symptome verschlimmern. Ein Ernährungsberater kann bei der Erstellung eines individuellen

Speiseplans helfen, der auslösende Lebensmittel vermeidet und gesündere Essgewohnheiten fördert. Dies kann kleinere, häufigere Mahlzeiten anstelle von großen Mahlzeiten beinhalten, die Blähungen und Unwohlsein verursachen können.

HALTUNGSANPASSUNGEN

Positionen, die den Druck auf die Zöliakie erhöhen, wie z. B. Bücken oder langes Sitzen, können die Symptome verschlimmern. Einfache Anpassungen der Körperhaltung können oft Linderung verschaffen. Beispielsweise kann regelmäßiges Stehen oder Gehen die Beschwerden verringern.

KÖRPERLICHE AKTIVITÄT

Regelmäßige, sanfte körperliche Aktivität kann ebenfalls von Vorteil sein. Bewegung fördert die allgemeine Gesundheit, hilft, das Körpergewicht zu kontrollieren, und kann die Verdauung verbessern. Ein Physiotherapeut kann MALS-Betroffene bei der Auswahl sicherer und effektiver Übungen beraten.

MEDIKAMENTENMANAGEMENT

Medikamente bilden eine weitere Säule der konservativen Behandlung. Sie können dazu beitragen, die Symptome von MALS zu lindern, obwohl sie die zugrunde liegende Ursache nicht bekämpfen.

SCHMERZBEHANDLUNG

Freiverkäufliche Schmerzmittel, wie nichtsteroidale Antirheumatika (NSAIDs), können oft helfen, die mit MALS verbundenen Beschwerden zu lindern. Bei stärkeren Schmerzen kann ein medizinischer Betreuer stärkere Schmerzmittel verschreiben.

MAGEN-DARM-MEDIKAMENTE

Medikamente, die die Säureproduktion reduzieren oder die Magen- und Dünndarmschleimhaut schützen, können ebenfalls hilfreich sein. Diese Medikamente können Symptome wie Sodbrennen, Verdauungsstörungen und Übelkeit lindern.

ANTIDEPRESSIVA

Niedrig dosierte Antidepressiva können bei der Behandlung chronischer Schmerzen wirksam sein. Sie können auch helfen, Ängste oder Depressionen zu bekämpfen, die mit einer chronischen Krankheit wie MALS einhergehen können.

Während konservative Behandlungsmöglichkeiten bei einigen Patienten wirksam sein können, bieten sie nicht bei allen eine ausreichende Linderung. Das Ansprechen auf diese Behandlungen ist sehr individuell und hängt von Faktoren wie dem Schweregrad der Kompression, dem allgemeinen Gesundheitszustand des Patienten und dem Vorhandensein anderer, gleichzeitig bestehender Erkrankungen ab. Wenn konservative Behandlungen nicht wirksam sind, werden die Ärzte als nächsten Schritt andere, invasivere Eingriffe in Betracht ziehen.

NICHT-CHIRURGISCHE BEHANDLUNGSMETHODEN

Bei der Behandlung des Dunbar-Syndroms (MALS) sind nicht-chirurgische Behandlungsmöglichkeiten oft die erste Wahl. Diese Optionen zielen darauf ab, die Symptome des MALS zu lindern und die Lebensqualität des Patienten zu verbessern. Zu den nicht-chirurgischen Behandlungsmethoden gehören Änderungen der Lebensweise, Medikamente zur Schmerzbehandlung und Eingriffe wie Nervenblockaden.

Interventionelle Verfahren

NERVENBLOCKADEN

In einigen Fällen können Zöliakalplexus- oder Splanchnikusblockaden eingesetzt werden. Bei diesen Verfahren wird ein Lokalanästhetikum in den Bereich des Zöliakalplexus oder der Splanchnikusnerven injiziert, wodurch die Schmerzsignale vom Bauch zum Gehirn unterbrochen werden.

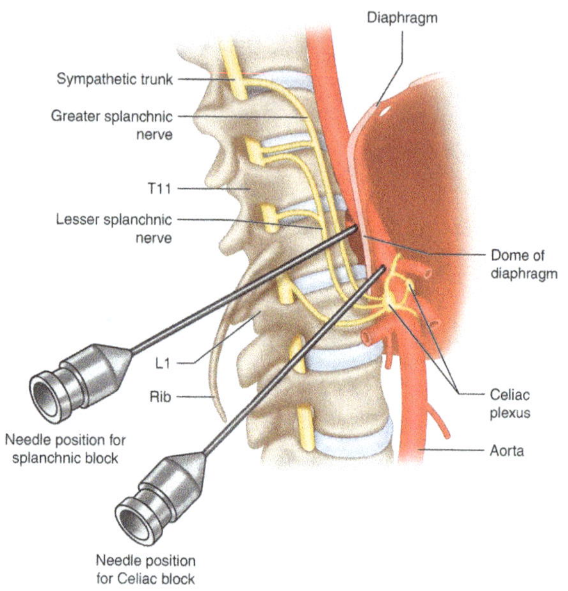

ANGIOPLASTIE UND STENTING

In einigen Fällen kann eine Angioplastie und ein Stenting der Zöliakalarterie in Betracht gezogen werden. Bei diesem Verfahren wird ein kleiner Ballon in der Zöliakalarterie aufgeblasen, um sie zu weiten. Anschließend kann ein Stent (ein kleiner Netzschlauch) in die Arterie eingesetzt werden, um sie offen zu halten.

Nicht-chirurgische Behandlungsmöglichkeiten können zwar bei einigen Patienten Linderung verschaffen, sind aber nicht bei allen ausreichend. Die Wirksamkeit dieser Behandlungen ist von Person zu Person unterschiedlich und kann von Faktoren wie der Schwere der Kompression, dem allgemeinen Gesundheitszustand des Patienten und dem Vorhandensein anderer, gleichzeitig bestehender Erkrankungen abhängen.

CHIRURGISCHE BEHANDLUNGSMETHODEN

Eine chirurgische Behandlung des Dunbar-Syndroms (MALS) wird in der Regel in Betracht gezogen, wenn nicht-chirurgische Behandlungsmethoden keine ausreichende Linderung bringen oder wenn die Erkrankung schwerwiegend ist. Das primäre chirurgische Verfahren für MALS ist die Median-Arcuate-Ligament-Release (MALR), auch bekannt als Dekompression der Arteria Celiaca. In diesem Kapitel werden die verschiedenen chirurgischen Optionen, die damit verbundenen Verfahren, ihre Risiken und Vorteile sowie die Erwartungen an die Genesung näher erläutert.

MALR (MEDIAN ARCUATE LIGAMENT RELEASE)

Die MALR ist die häufigste chirurgische Behandlung für MALS. Dabei wird das Ligamentum arcuatum medianum gelöst oder durchtrennt, um die Kompression der Arteria celiaca und des Nervenplexus celiacus zu lösen. Dieser Eingriff kann mit verschiedenen Techniken durchgeführt werden, darunter:

Offene Operation

Bei der traditionellen Methode wird ein großer Schnitt in den Bauch gemacht, um Zugang zum Ligamentum und zur Zöliakalarterie zu erhalten.

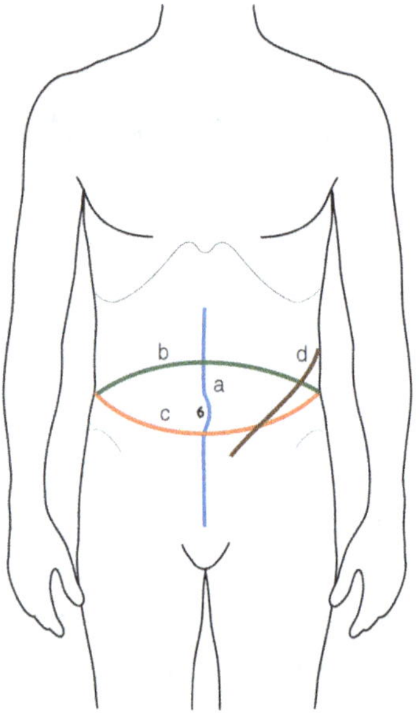

Bauchschnitte bei einem liegenden Patienten. a: Mittellinienschnitt; b: supraumbilikaler transversaler ("Stirn") Schnitt; c: infraumbilikaler transversaler ("Lächeln") Schnitt; d: linker Flankenschnitt (retroperitoneal).

Der Chirurg durchtrennt dann vorsichtig das Band, um den Druck zu lindern. Diese Methode ermöglicht dem Chirurgen einen direkten Blick und Zugang zu den anatomischen Strukturen, kann aber eine längere Erholungszeit mit sich bringen.

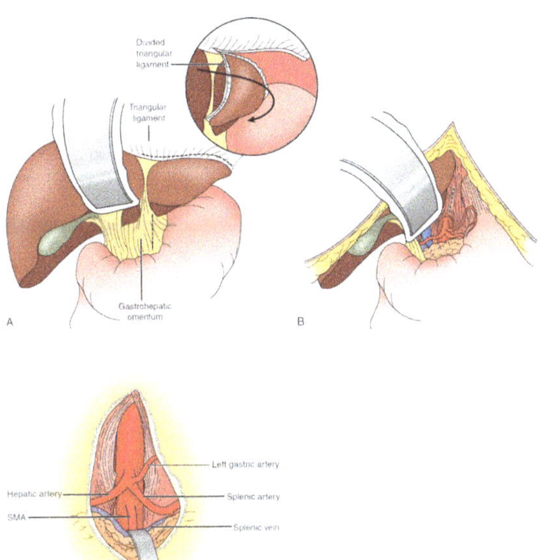

Darstellung des Zöliakalstamms/der Zöliakaläste und der Arteria mesenterica superior. (A) Durchtrennung des gastrohepatischen Omentums und des Ligamentum triangulare des linken Leberlappens; der Einsatz zeigt den seitlichen Rand des linken Leberlappens, der auf sich selbst zurückgefaltet ist, um den Hiatus aorticus freizulegen. (B) Seitliches Segment des linken Leberlappens nach rechts zurückgezogen; die gestrichelte Linie zeigt die Teilung des Ligamentum arcuatum medianum und der Crura diaphragmatica über der vorderen Oberfläche der Aorta; die Arteria celiaca und ihre Äste sind typischerweise von einer verdickten Schwarte aus neuralem/lymphatischem Gewebe bedeckt (nicht dargestellt). (C) Freilegung der Arteria celiaca und ihrer proximalen Äste nach Durchtrennung der Crura und Resektion des neuralen/lymphatischen Gewebes; die Arteria mesenterica superior wird freigelegt, indem der obere Rand des Pankreas nach distal zurückgezogen wird. SMA, obere Mesenterialarterie.

Laparoskopische Chirurgie

Bei einem laparoskopischen Eingriff werden mehrere kleine Schnitte statt eines großen gesetzt. Der Chirurg verwendet spezielle Instrumente, einschließlich eines Laparoskops (ein dünner Schlauch mit einer Kamera), um den Eingriff zu betrachten und durchzuführen. Diese Methode ist weniger invasiv und führt häufig zu weniger postoperativen Schmerzen und kürzeren Krankenhausaufenthalten.

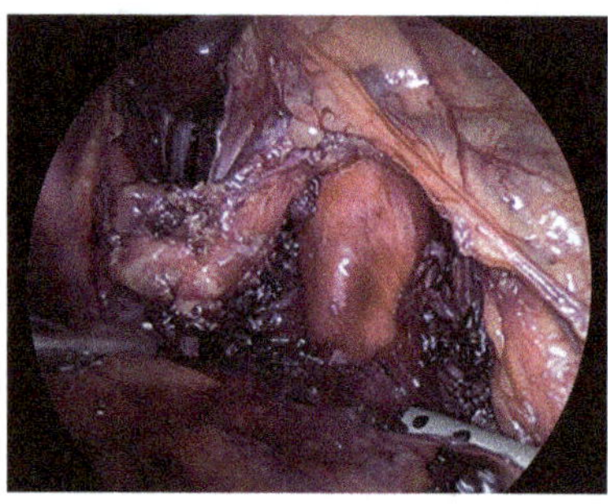

Laparoskopische Bildgebung mit Freilegung des Ligamentum arcuatum medianum und Dekompression des Plexus celiacus.

Roboter-assistierte Chirurgie

Hier wird der Eingriff mit Hilfe eines robotergestützten chirurgischen Systems durchgeführt. Der Chirurg steuert die Roboterarme, die den Eingriff durch kleine Schnitte durchführen. Diese Methode ermöglicht eine hohe Präzision, Flexibilität und Kontrolle.

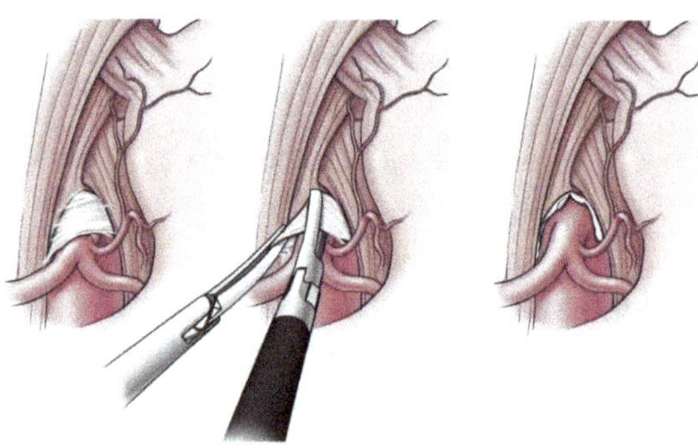

Revaskularisierung

In Fällen, in denen die Zöliakie-Arterie stark verengt oder beschädigt ist, können Revaskularisierungsverfahren in Betracht gezogen werden. Diese Verfahren zielen darauf ab, den Blutfluss in diesem Bereich wiederherzustellen.

Bypass-Chirurgie

Bei der Bypass-Operation wird mithilfe eines Transplantats ein neuer Weg für den Blutfluss geschaffen. Das Transplantat, ein Abschnitt einer Vene oder ein Kunststoffschlauch, wird oberhalb und unterhalb des blockierten Bereichs angebracht, um den Blutfluss um diesen herum zu leiten.

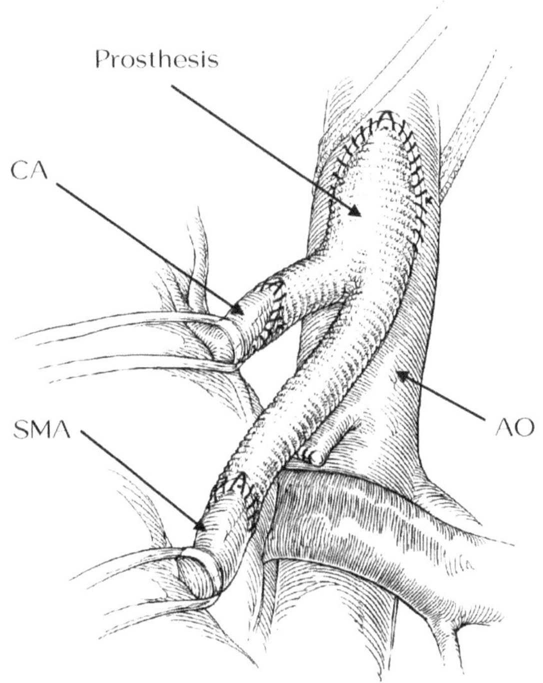

Eine bifurkierte Prothese ist eine effiziente Option für einen antegraden Bypass der Arteria celiacis (CA) und der Arteria mesenterica superior (SMA).

Endarteriektomie

In einigen Fällen kann eine Endarteriektomie durchgeführt werden, um die innere Auskleidung der Zöliakie zu entfernen, wenn sie beschädigt ist oder den Blutfluss blockiert. Dieser Eingriff kann oft mit einem Bypass oder einer Angioplastie kombiniert werden.

POSTOPERATIVE VERSORGUNG UND ERHOLUNG

Die Genesung nach einer MALR (Median Arcuate Ligament Release) oder einem anderen chirurgischen Eingriff zur Behandlung des MALS erfordert sowohl eine unmittelbare postoperative Versorgung als auch einen längerfristigen Genesungsplan. Dieses Kapitel befasst sich mit den kritischen Aspekten der postoperativen Versorgung und des Genesungsprozesses, einschließlich Krankenhausversorgung, Schmerzbehandlung, Ernährungsumstellung, Wundversorgung, körperliche Aktivität und Nachsorgetermine.

PFLEGE IM KRANKENHAUS

Nach der Operation bleiben die Patienten in der Regel 2 bis 4 Tage im Krankenhaus, abhängig von der Art der Operation (offen, laparoskopisch oder robotergestützt) und dem allgemeinen Gesundheitszustand des Patienten. Im Krankenhaus überwacht das Ärzteteam die Vitalwerte, die Schmerzwerte und mögliche Komplikationen wie Blutungen oder Infektionen.

SCHMERZBEHANDLUNG

Nach einer Operation ist mit Schmerzen zu rechnen. Das medizinische Team wird einen Schmerzbehandlungsplan aufstellen, der Medikamente und nicht-pharmakologische Techniken wie tiefe Atemübungen und Entspannungstechniken umfassen kann. Es ist wichtig, dass Sie mit Ihrem Behandlungsteam über Ihre Schmerzen sprechen, um eine wirksame Schmerzbehandlung zu gewährleisten.

DIÄTETISCHE ANPASSUNGEN

Nach einer Operation kann es zu Veränderungen des Appetits oder des Verdauungssystems kommen. Ein zugelassener Ernährungsberater kann Sie bei der Anpassung Ihrer Ernährung beraten, um die Genesung zu unterstützen. Zu Beginn kann eine flüssige oder weiche Kost empfohlen werden, die allmählich auf normale Nahrung umgestellt wird. Eine ausreichende Flüssigkeitszufuhr und eine ausgewogene Ernährung können die Heilung und Genesung unterstützen.

PFLEGE DER WUNDE

Die Pflege der Operationswunde ist entscheidend für die Vermeidung von Infektionen. Das Behandlungsteam wird Ihnen erklären, wie Sie die Wunde reinigen und verbinden, auf welche Anzeichen einer Infektion Sie achten müssen und wann Sie einen Arzt aufsuchen sollten.

KÖRPERLICHE AKTIVITÄT

Die schrittweise Wiederaufnahme körperlicher Aktivität ist ein wichtiger Bestandteil der Genesung. Anfangs wird leichtes

Gehen empfohlen, um die Blutzirkulation zu fördern und Blutgerinnseln vorzubeugen. Mit der Zeit und unter Anleitung Ihres medizinischen Betreuers können Sie langsam zu anstrengenderen Aktivitäten zurückkehren.

NACHSORGETERMINE

Nachfolgetermine ermöglichen es dem medizinischen Team, den Genesungsfortschritt zu überwachen, etwaige Bedenken oder Komplikationen anzusprechen und den Behandlungsplan gegebenenfalls anzupassen. Es ist wichtig, dass Sie alle geplanten Termine wahrnehmen und offen mit Ihrem medizinischen Team über Ihre Genesung kommunizieren.

LANGFRISTIGE GENESUNG

Die vollständige Genesung kann je nach Gesundheitszustand, Ausmaß des Eingriffs und dem Auftreten von Komplikationen zwischen mehreren Wochen und einigen Monaten dauern. Viele Patienten berichten von einer deutlichen Verringerung der Symptome und einer verbesserten Lebensqualität nach der Genesung.

Bei einigen Patienten kann es jedoch vorkommen, dass nach der Operation weiterhin Symptome auftreten oder neue hinzukommen, was als "Post-MALS" bezeichnet wird. In diesem Fall ist es wichtig, mit dem behandelnden Arzt zu sprechen, der weitere Untersuchungen oder Behandlungen empfehlen kann, möglicherweise unter Einbeziehung anderer Spezialisten.

Die Genesung nach einer MALS-Operation ist ein Prozess, der eine enge Zusammenarbeit mit Ihrem medizinischen Team erfordert. Es ist wichtig, dass Sie die Ratschläge Ihres Arztes befolgen, einen gesunden Lebensstil beibehalten und geduldig mit Ihrem Körper sind, während er heilt.

RISIKEN UND VORTEILE UND ERGEBNISSE JEDER BEHANDLUNGSOPTION

Bei der Behandlung des Dunbar-Syndroms (MALS) ziehen die medizinischen Betreuer häufig eine Reihe von Behandlungsoptionen in Betracht, die jeweils einzigartige Vorteile, Risiken und potenzielle Ergebnisse aufweisen. In diesem Unterkapitel werden die wichtigsten Merkmale dieser Ansätze beschrieben, zu denen konservatives Management, nicht-chirurgische Eingriffe und chirurgische Behandlungen gehören.

KONSERVATIVE BEHANDLUNGSMÖGLICHKEITEN

Ernährungsumstellung

Diätetische Veränderungen sind häufig die erste Wahl. Diese Methode zielt darauf ab, den Schweregrad der postprandialen Symptome zu verringern, indem die Größe und Häufigkeit der Mahlzeiten angepasst wird.

- **Vorteile:** Dieser nicht-invasive Ansatz kann die Lebensqualität verbessern, ohne die mit

Medikamenten oder Operationen verbundenen Risiken.

- **Risiken:** Die Ernährungsumstellung ist zwar im Allgemeinen sicher, reicht aber möglicherweise nicht bei allen Patienten aus, so dass eine weitere Behandlung erforderlich ist.
- **Ergebnisse:** Die Ergebnisse sind unterschiedlich: Einige Patienten berichten von einer deutlichen Linderung, während andere nur eine minimale oder gar keine Verbesserung feststellen.

Schmerzbehandlung

Die Schmerzbehandlung umfasst in der Regel Medikamente, psychologische Therapien und physikalische Therapien.

- **Nutzen:** Dieser Ansatz kann dazu beitragen, die Symptome zu lindern und den Alltag des Patienten zu verbessern.
- **Risiken:** Medikamente können Nebenwirkungen haben, die von leicht (z. B. Schläfrigkeit) bis schwer (z. B. Abhängigkeit) reichen.
- **Ergebnisse:** Die Schmerzbehandlung kann wirksam sein, geht aber nicht auf die Ursache von MALS ein, so dass die Symptome fortbestehen können.

NICHT-CHIRURGISCHE BEHANDLUNGSMÖGLICHKEITEN

Medikation

Zu den medikamentösen Optionen gehören Gefäßerweiterer, Betablocker oder Kalziumkanalblocker.

- **Nutzen:** Diese Medikamente können helfen, die Symptome zu lindern, indem sie die Durchblutung verbessern oder die Herzfrequenz senken.
- **Risiken:** Mögliche Nebenwirkungen können Schwindel, Kopfschmerzen und Magen-Darm-Probleme sein.
- **Ergebnisse:** Medikamente können die Symptome lindern, aber ihre Wirksamkeit ist von Patient zu Patient unterschiedlich.

Interventionelle Verfahren

Zu dieser Kategorie gehören Verfahren wie die Zöliakalplexusblockade, die darauf abzielt, Schmerzen durch Blockade des Zöliakalplexus zu lindern.

- **Vorteile:** Bei einigen Patienten kann dies zu einer erheblichen Schmerzlinderung führen.
- **Risiken:** Zu den Risiken gehören mögliche Infektionen, Blutungen und vorübergehende oder dauerhafte Nervenschäden.
- **Ergebnisse:** Diese Verfahren können eine wirksame Schmerzlinderung bewirken, aber die Dauer der Wirkung ist unterschiedlich.

Laparoskopische oder roboterassistierte MAL-Freisetzung

Bei diesem Verfahren setzt der Chirurg minimalinvasive Techniken ein, um das Ligamentum arcuatum medianum zu lösen.

- **Vorteile:** Dadurch können die Symptome von MALS möglicherweise beseitigt werden, da die Ursache angegangen wird.
- **Risiken:** Zu den Risiken gehören mögliche Infektionen, Blutungen und Schäden an den umliegenden Strukturen.
- **Ergebnisse:** Die meisten Patienten berichten über eine Verbesserung der Lebensqualität nach der Operation, aber einige können weiterhin Symptome haben.

OFFENE MAL-FREISETZUNG

Bei diesem Verfahren verwendet der Chirurg einen traditionellen offenen chirurgischen Zugang, um das Ligamentum arcuatum medianum zu lösen.

- **Vorteile:** Wie bei der minimalinvasiven Option können auch hier die MALS-Symptome möglicherweise beseitigt werden.
- **Risiken:** Zusätzlich zu den Risiken, die mit dem laparoskopischen Verfahren verbunden sind, ist die offene Operation oft mit einer längeren Erholungszeit verbunden.
- **Ergebnisse:** Ähnlich wie beim minimalinvasiven Verfahren berichten die meisten Patienten über

eine Besserung der Symptome, bei einigen können
die Beschwerden jedoch fortbestehen.

Jede Behandlungsoption hat ihre eigenen Vorteile, Risiken
und möglichen Ergebnisse. Es ist wichtig, dass Sie mit Ihrem
medizinischen Team ein gründliches Gespräch führen, um
diese Aspekte zu verstehen und eine fundierte Entscheidung
zu treffen, die Ihren individuellen gesundheitlichen Bedürfnissen und Zielen entspricht.

DIE ROLLE DES MULTIDISZIPLINÄREN ANSATZES IM MALS-MANAGEMENT

Das Dunbar-Syndrom (MALS) ist eine Erkrankung, die sich in einer komplexen Reihe von Symptomen äußern kann und oft einen vielschichtigen Behandlungsansatz erfordert. Ein multidisziplinärer Ansatz für die Behandlung des MALS-Syndroms bringt medizinisches Fachpersonal aus verschiedenen Bereichen zusammen, von denen jeder seine eigene Sichtweise und sein Fachwissen einbringt, um eine umfassende und individuelle Betreuung des Patienten zu gewährleisten.

AN DER MALS-BEHANDLUNG BETEILIGTE MEDIZINISCHE FACHKRÄFTE

Hausärzte und -ärztinnen

Hausärzte spielen eine entscheidende Rolle bei der Früherkennung von MALS, da sie oft die erste Anlaufstelle für Patienten sind, bei denen Symptome auftreten. Sie sind maßgeblich an der Einleitung des diagnostischen Prozesses und der Koordinierung der Behandlung durch verschiedene Spezialisten beteiligt.

Gastroenterologen

Gastroenterologen sind auf Erkrankungen des Verdauungssystems spezialisiert und spielen daher eine wichtige Rolle bei der Behandlung von MALS. Sie können helfen, die Auswirkungen von MALS auf den Magen-Darm-Trakt zu beurteilen, und sie können Ernährungsumstellungen und eine medikamentöse Behandlung zur Linderung der Symptome anordnen.

Interventionelle Radiologen

Interventionelle Radiologen setzen minimalinvasive, bildgesteuerte Verfahren ein, um Erkrankungen wie MALS zu diagnostizieren und zu behandeln. Sie können diagnostische Tests wie Angiographie und therapeutische Verfahren wie Zöliakalplexusblockade durchführen.

Chirurgen

Chirurgen, insbesondere solche, die sich auf Gefäß- oder Magen-Darm-Chirurgie spezialisiert haben, spielen bei der chirurgischen Behandlung von MALS eine entscheidende Rolle. Sie führen Verfahren wie die laparoskopische oder offene MAL-Entfernung durch und sind an der prä- und postoperativen Betreuung beteiligt.

Fachärzte für Schmerztherapie

Spezialisten für Schmerztherapie können dazu beitragen, eine maßgeschneiderte Strategie zur Schmerzlinderung für den Patienten zu entwickeln. Dazu können Medikamente, Nervenblockaden oder ergänzende Therapien wie Physiotherapie und psychologische Beratung gehören.

Psychologen/Psychiater

Angesichts der erheblichen Auswirkungen, die MALS auf die psychische Gesundheit haben kann, sind Psychologen oder Psychiater wichtige Mitglieder des multidisziplinären Teams. Sie können Strategien zur Bewältigung der psychologischen Auswirkungen chronischer Schmerzen vermitteln und bei der

Behandlung von Angstzuständen und Depressionen helfen, die möglicherweise gleichzeitig auftreten.

Diätassistenten

Diätassistenten können Patienten bei der Umstellung ihrer Ernährung unterstützen, um postprandiale Symptome zu verringern und sicherzustellen, dass der Nährstoffbedarf trotz veränderter Essgewohnheiten gedeckt wird.

Der Vorteil eines multidisziplinären Ansatzes

Ein multidisziplinärer Ansatz ermöglicht ein umfassenderes Management von MALS. Durch die Einbeziehung von Fachleuten aus verschiedenen Bereichen kann dieser Ansatz nicht nur die körperlichen Symptome von MALS, sondern auch die psychologischen und lebensstilbedingten Auswirkungen behandeln. Jedes Teammitglied bringt eine einzigartige Perspektive und eine Reihe von Fähigkeiten mit, die in Kombination eine ganzheitliche Behandlung ermöglichen, die über die reine Behandlung der Erkrankung hinausgeht und die Lebensqualität des Patienten insgesamt verbessert.

Außerdem kann ein multidisziplinärer Ansatz die Koordination der Versorgung verbessern. Das Team kann zusammenarbeiten, um einen Behandlungsplan zu formulieren und umzusetzen, doppelte Tests zu vermeiden, Versorgungslücken zu schließen und rechtzeitige Interventionen zu gewährleisten. Dies kann zu besseren Ergebnissen für den Patienten und zu einer schlankeren Erfahrung für den Patienten führen.

AUSWIRKUNGEN AUF KÖRPERSYSTEME UND ORGANE

Das Dunbar-Syndrom (MALS) ist eine komplexe Erkrankung mit weitreichenden Auswirkungen auf verschiedene Körpersysteme und -organe. Das Syndrom ist mehr als nur ein Gefäßproblem; es hat systemische Auswirkungen und beeinträchtigt Strukturen und Funktionen in einer Weise, die das tägliche Leben der Betroffenen erheblich beeinflussen kann.

Die Zöliakalarterie, die durch das Ligamentum arcuatum medianum zusammengedrückt wird, ist ein wichtiges Gefäß, das die Bauchorgane mit Blut versorgt. Wenn ihre normale Funktion gestört ist, gehen die Auswirkungen über die Arterie selbst hinaus. Dies kann zu Veränderungen der Bauchmuskeln und -sehnen, des Nervensystems, des Magen-Darm-Trakts und der angrenzenden Organe führen.

Das Verständnis der Auswirkungen von MALS auf diese verschiedenen Systeme kann uns helfen, die vielschichtige Natur dieses Syndroms zu verstehen. Es kann die Vielfalt der Symptome erklären, die bei den Patienten auftreten, und warum die Behandlung oft einen umfassenden, multidisziplinären Ansatz erfordert.

Im Abschnitt "Bauchmuskeln und Sehnen" wird untersucht, wie die physischen Strukturen des Abdomens von MALS betroffen sind. Wir befassen uns mit den Auswirkungen des Syndroms auf diese Strukturen, dem Potenzial für Schmerzen und Beschwerden und der Frage, wie Interventionen die normale Funktion wiederherstellen können.

Wir werden uns mit dem "Nervensystem im Zusammenhang mit MALS" befassen und das komplizierte Netzwerk von Nerven erörtern, das durch die Erkrankung beeinflusst oder gereizt werden kann. Dies wird uns über die neurologischen Aspekte von MALS aufklären und einige der mit der Erkrankung verbundenen Schmerzsyndrome erklären.

Der Abschnitt "Gastrointestinaltrakt" beschreibt, wie MALS das Verdauungssystem beeinflussen kann. Es wird untersucht, wie Symptome wie Bauchschmerzen, Übelkeit, Erbrechen und Gewichtsverlust auf Veränderungen der Darmfunktion durch MALS zurückgeführt werden können.

In "Angrenzende Organe im Zusammenhang mit MALS" wird untersucht, wie MALS benachbarte Organe wie Leber, Bauchspeicheldrüse und Milz beeinträchtigen kann. Wir gehen auf mögliche Komplikationen ein und erläutern, wie die richtige Behandlung von MALS diese Risiken verhindern oder abmildern kann.

In jedem Abschnitt werden wir auch die Auswirkungen der chirurgischen und nicht-chirurgischen Behandlung auf diese Körpersysteme und Organe erörtern. So wird ein umfassendes Verständnis dafür vermittelt, wie Eingriffe zur Wiederherstellung der normalen Funktion und zur Linderung der Symptome beitragen können.

Das Verständnis der weitreichenden Auswirkungen von MALS auf Körpersysteme und Organe ist für die Betroffenen, ihre Familien und das medizinische Personal von entscheidender Bedeutung. Dieses Wissen kann zu umfassenden Behandlungsplänen führen, die nicht nur die Kompression der Zöliakie, sondern auch ihre systemischen Auswirkungen berücksichtigen.

MUSKELN UND SEHNEN IM BAUCHBEREICH

Der menschliche Unterleib ist eine komplexe Struktur, die aus mehreren Schichten von Muskeln und Bindegewebe besteht. Diese Muskeln arbeiten harmonisch zusammen und ermöglichen eine Reihe von Bewegungen, einschließlich Biegen, Drehen und Beugen. Sie spielen auch eine entscheidende Rolle bei der Aufrechterhaltung der Körperhaltung, der Stabilisierung des Rumpfes und dem Schutz der inneren Organe.

Sehnen, das faserige Gewebe, das die Muskeln mit den Knochen verbindet, sind ebenfalls ein wesentlicher Bestandteil dieses Systems. Im Bereich des Unterleibs befestigen sie die Muskeln an den Knochen der Wirbelsäule und des Beckens und ermöglichen die Muskelkontraktionen, die zur Bewegung führen.

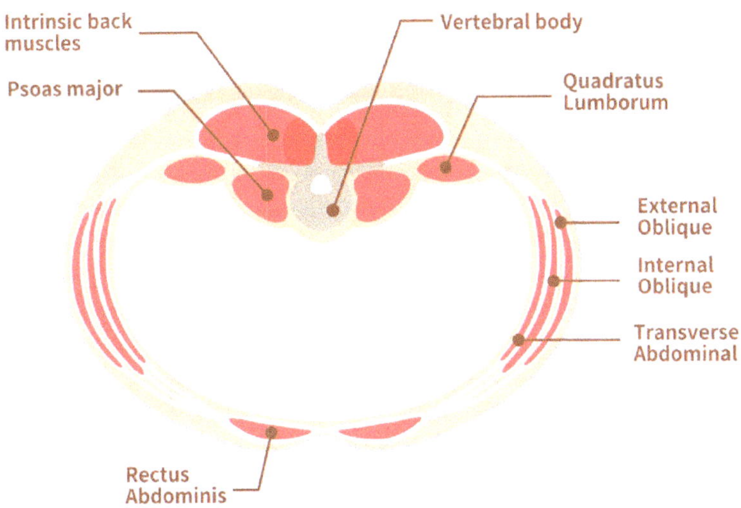

Das Ligamentum arcuatum medianum befindet sich anatomisch in der Nähe mehrerer wichtiger Bauchstrukturen, einschließlich Muskeln und Sehnen. Obwohl das primäre Problem bei MALS ein vaskuläres ist und die Zöliakalarterie komprimiert wird, könnte die Nähe dieses Bandes zu diesen Strukturen theoretisch Auswirkungen auf deren Funktion haben.

Bei MALS drückt das Ligamentum arcuatum medianum die Arteria celiaca zusammen, was zu einem eingeschränkten Blutfluss führt. Diese Kompression kann zu chronischen Bauchschmerzen führen, die die Bauchmuskeln und -sehnen auf verschiedene Weise beeinträchtigen können.

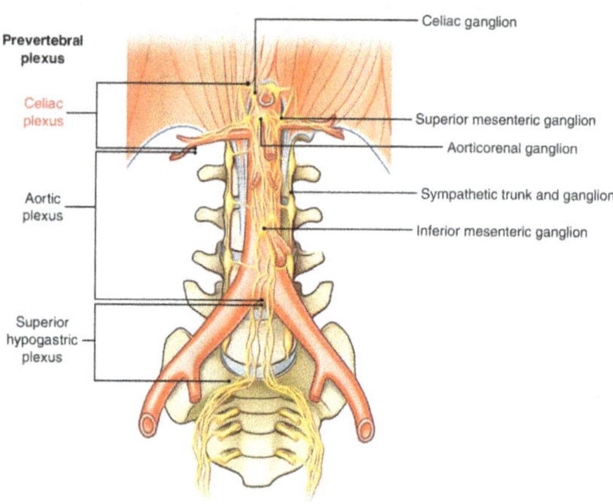

Erstens kann der Schmerz die normale Muskelfunktion stören. Schmerzsignale aus der Zöliakalregion können den Körper dazu veranlassen, den Bereich instinktiv zu schützen, was zu Muskelverspannungen oder Spasmen in den umliegenden Bauchmuskeln führt. Diese chronische Anspannung kann mit der Zeit zu Steifheit, Unbehagen und eingeschränkter Beweglichkeit führen.

Zweitens können chronische Schmerzen die Körperhaltung beeinflussen. Menschen mit MALS können abnorme Haltungen oder Bewegungen einnehmen, um Schmerzen zu vermeiden, was zu muskulären Dysbalancen führt. Mit der Zeit können diese Kompensationsmechanismen bestimmte Muskeln und Sehnen belasten, was zu weiteren Beschwerden und Funktionsstörungen führen kann.

Schließlich kann der physiologische Stress, den ein Leben mit chronischen Schmerzen mit sich bringt, systemische Reaktionen auslösen, einschließlich Muskelverspannungen. Dieser allgemeine Spannungsanstieg könnte die Beschwerden in den Bauchmuskeln und Sehnen verschlimmern.

Auswirkung der Behandlung auf diese Strukturen
Die Behandlung von MALS konzentriert sich in erster Linie

darauf, die Kompression der Zöliakalarterie zu beseitigen, meist durch einen chirurgischen Eingriff. Durch die Linderung der Schmerzquelle können diese Behandlungen indirekt auch die Funktion der Bauchmuskeln und -sehnen verbessern.

Durch die postoperative Schmerzlinderung können sich die Bauchmuskeln entspannen, wodurch chronische Spannungen abgebaut und die Beweglichkeit möglicherweise verbessert wird. Sie kann auch die Notwendigkeit von Ausgleichshaltungen beseitigen und dazu beitragen, das Gleichgewicht in den Muskelgruppen wiederherzustellen und die Belastung der Muskeln und Sehnen zu verringern.

Auch Physiotherapie kann Teil des Behandlungsplans für Patienten mit MALS sein. Spezielle Übungen können helfen, die Bauchmuskeln zu stärken, die Haltung zu verbessern und die allgemeine Beweglichkeit zu steigern. Durch die Förderung einer optimalen Muskelfunktion können diese Maßnahmen weiter zur Schmerzlinderung und Verbesserung der Lebensqualität beitragen.

NERVENSYSTEM IN VERBINDUNG MIT MALS

Das Nervensystem, das das zentrale und das periphere Nervensystem umfasst, ist ein komplexes Netzwerk, das die Körperfunktionen steuert und koordiniert. Das zentrale Nervensystem (ZNS) umfasst das Gehirn und das Rückenmark, während das periphere Nervensystem (PNS) die Nerven umfasst, die das ZNS mit dem Rest des Körpers verbinden.

Im Bauchraum spielt das Nervensystem eine entscheidende Rolle. Es steuert die Funktion des Verdauungssystems, reguliert den Blutfluss und vermittelt Schmerzsignale. Zu den wichtigsten Bauchnerven gehört der Plexus celiacus, ein komplexes Netzwerk von Nerven in der Nähe der Arteria celiaca, die Bauchspeicheldrüse, Leber, Milz, Nieren, Magen und Darm versorgen.

Chronische Bauchschmerzen bei MALS sind wahrscheinlich das Ergebnis einer Nervenreizung oder eines ischämischen Schmerzes, der durch eine verminderte Durchblutung der von der Zöliakiearterie versorgten Organe verursacht wird. Die Schmerzen, die in der Regel postprandial auftreten, können stark und lähmend sein und die Lebensqualität erheblich beeinträchtigen.

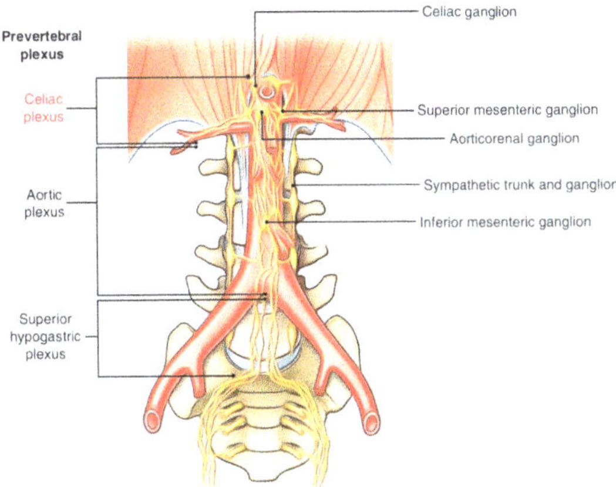

Eine weitere potenzielle neurologische Auswirkung ist die Entwicklung von Referenzschmerz, einem Phänomen, bei dem der Schmerz an einer anderen Stelle als dem Ort des schmerzhaften Reizes wahrgenommen wird. Bei MALS kann dies zu Schmerzen in Bereichen wie dem Rücken oder den Schultern führen.

Chronische Schmerzen können auch eine Stressreaktion auslösen, die zu einem überaktiven sympathischen Nervensystem führt. Dieser erhöhte "Kampf- oder Flucht"-Zustand kann weitreichende Auswirkungen haben, von erhöhter Herzfrequenz und Blutdruck bis hin zu Angstzuständen, Schlaflosigkeit und Müdigkeit.

AUSWIRKUNG DER BEHANDLUNG AUF DAS NERVENSYSTEM

Die primäre Behandlung von MALS ist die chirurgische Dekompression der Zöliakalarterie, die die Quelle der Nervenreizung oder der ischämischen Schmerzen beseitigen kann. Eine postoperative Schmerzlinderung kann die Stressreaktion deutlich verringern, was zu einer Abnahme der damit verbundenen Symptome wie Angst und Schlaflosigkeit führt.

Zur Schmerzbehandlung vor und nach der Operation werden häufig Medikamente wie nichtsteroidale Antirheumatika (NSAIDs) oder in schwereren Fällen Opioide eingesetzt. Dieser pharmakologische Ansatz kann kurzfristig Linderung verschaffen, ist aber aufgrund möglicher Nebenwirkungen und des Risikos der Abhängigkeit in der Regel keine langfristige Lösung.

Bei Patienten, die trotz chirurgischer Eingriffe anhaltende Schmerzen haben, können alternative Therapien wie Nervenblockaden oder Neuromodulation in Betracht gezogen werden. Diese Techniken können Schmerzen lindern, indem sie die Übertragung von Schmerzsignalen entlang der Nerven unterbrechen.

Auch Physiotherapie oder Verhaltenstherapie können hilfreich sein. Diese Therapien können helfen, chronische Schmerzen zu bewältigen, Stress zu reduzieren und die Lebensqualität insgesamt zu verbessern.

MAGEN-DARM-TRAKT

Der Magen-Darm-Trakt (GI), auch Verdauungstrakt genannt, ist ein komplexes System, das eine entscheidende Rolle für die Fähigkeit des Körpers spielt, Nahrung aufzunehmen, sie in Nährstoffe aufzuspalten, diese Nährstoffe zu absorbieren und schließlich Abfallprodukte auszuscheiden. Dieses System reicht vom Mund, wo die Nahrungsaufnahme beginnt, bis zum Anus, wo die Abfallprodukte ausgeschieden werden. Es umfasst die Speiseröhre, den Magen und die Därme (Dünn- und Dickdarm).

MALS kann tiefgreifende Auswirkungen auf den Magen-Darm-Trakt haben. Das Ligamentum arcuatum medianum, das normalerweise die Funktion der Zöliakalarterie nicht beeinträchtigt, kann in einigen Fällen die Arterie zusammen-drücken, was zu den mit MALS verbundenen Symptomen führt.

Eines der Hauptsymptome von MALS sind chronische, starke Bauchschmerzen oder Unwohlsein, insbesondere nach dem Essen. Dies ist darauf zurückzuführen, dass der Blutfluss in der Zöliakiearterie postprandial (nach dem Essen) ansteigt, um die Verdauung zu unterstützen. Wenn die Arterie komprimiert ist, wird dieser erhöhte Blutfluss behindert, was zu Schmerzen führt.

Neben den Schmerzen kann MALS auch Symptome wie Übelkeit, Erbrechen, Gewichtsverlust und Appetitlosigkeit verursachen. Diese Symptome sind häufig eine Folge der Reaktion des Körpers auf die Schmerzen und die verminderte Durchblutung der Verdauungsorgane, insbesondere des Magens und des Darms. Mit der Zeit kann dies zu einer Unterernährung führen, da der Körper Schwierigkeiten hat, die notwendigen Nährstoffe aus der Nahrung aufzunehmen.

WIRKUNG DER BEHANDLUNG AUF DEN MAGEN-DARM-TRAKT

Das Hauptziel der MALS-Behandlung besteht darin, die Kompression auf die Zöliakalarterie zu verringern und den normalen Blutfluss wiederherzustellen, um so die damit verbundenen Symptome zu verringern oder zu beseitigen.

Bei der konservativen Behandlung können Ernährungsumstellungen und Strategien zur Schmerzbehandlung eingesetzt werden. Kleine, häufige Mahlzeiten können helfen, die postprandialen Schmerzen in den Griff zu bekommen, und Schmerzmedikamente können die mit der Erkrankung verbundenen Schmerzen lindern. Diese Ansätze gehen jedoch nicht auf die eigentliche Ursache von MALS ein.

In Fällen, in denen eine konservative Behandlung unwirksam ist, kann ein chirurgischer Eingriff erforderlich sein. Die häufigste chirurgische Behandlung ist die Freisetzung des Ligamentum arcuatum medianum, bei der das Band durchtrennt wird, um den Druck auf die Zöliakalarterie zu verringern. Nach einer erfolgreichen Operation ist die normale Durchblutung des Magen-Darm-Trakts wiederhergestellt, was die mit MALS verbundenen gastrointestinalen Symptome lindern kann.

Es ist wichtig zu wissen, dass die Genesungszeiten variieren können, und während viele Patienten nach der Operation eine deutliche Verringerung ihrer Symptome erfahren, können andere aufgrund anderer zugrundeliegender Probleme weiterhin GI-Symptome haben. Daher ist ein ganzheitlicher Ansatz für die Behandlung und Genesung, der alle Aspekte der Gesundheit des Patienten berücksichtigt, von entscheidender Bedeutung.

MIT MALS VERWANDTE NACHBARORGANE

Das Dunbar-Syndrom (MALS) kann Auswirkungen haben, die über den Magen-Darm-Trakt hinausgehen und die Funktion und Gesundheit der angrenzenden Organe beeinflussen. Die Organe, die aufgrund ihrer Nähe zur Zöliakalarterie am ehesten betroffen sind, sind Leber, Bauchspeicheldrüse, Gallenblase, Milz, Nieren und Nebennieren. Die Zöliakalarterie und ihre Äste sind für die Versorgung dieser Organe mit sauerstoffreichem Blut verantwortlich, und jede Kompression oder Obstruktion dieser Arterie kann die Blutversorgung beeinträchtigen und zu verschiedenen Komplikationen führen.

Die genauen Auswirkungen von MALS auf diese Organe hängen von der Schwere der Kompression der Zöliakie und der individuellen physiologischen Reaktion auf die Erkrankung ab. Einige mögliche Auswirkungen sind jedoch:

Die Leber: Die Leberarterie, ein Zweig der Zöliakalarterie, versorgt die Leber mit sauerstoffreichem Blut. Wenn der Blutfluss aufgrund von MALS beeinträchtigt ist, kann dies zu einer Ischämie führen, die eine Funktionsstörung der Leber zur

Folge hat. Zu den Symptomen können Gelbsucht, Müdigkeit und in schweren Fällen Leberversagen gehören.

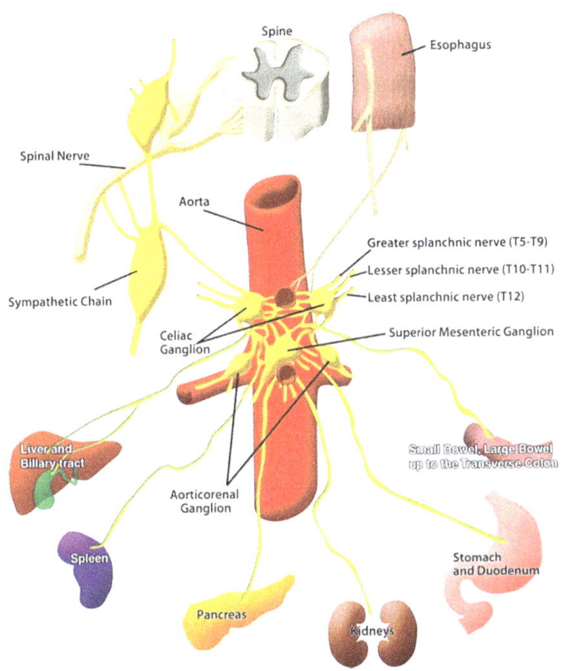

Bauchspeicheldrüse: Auch die Pankreasarterie, ein weiterer Zweig der Zöliakalarterie, versorgt die Bauchspeicheldrüse mit Blut. Jede Störung des Blutflusses kann die Funktion der Bauchspeicheldrüse beeinträchtigen und zu Problemen bei der Insulinproduktion und der Verdauung führen.

Gallenblase, Milz, Nieren und Nebennieren: Diese Organe werden zwar nicht direkt von der Zöliakie versorgt, befinden sich aber in unmittelbarer Nähe und könnten durch eine schwere oder längere Kompression der Zöliakie beeinträchtigt werden.

AUSWIRKUNG DER BEHANDLUNG AUF DIE NACHBARORGANE

Das primäre Ziel der Behandlung von MALS ist es, die Kompression der Zöliakalarterie zu beseitigen, wodurch der normale Blutfluss zu den betroffenen Organen wiederhergestellt werden soll.

Konservative Behandlung: Dieser Ansatz konzentriert sich hauptsächlich auf die Bewältigung der Symptome und hat möglicherweise keine signifikanten Auswirkungen auf die benachbarten Organe.

Chirurgische Eingriffe: Die häufigste chirurgische Behandlung ist die Entlastung des Ligamentum arcuatum medianum. Dieser Eingriff kann die Kompression auf die Zöliakalarterie wirksam lindern und den normalen Blutfluss zu den benachbarten Organen wiederherstellen. Dadurch können die mit der Funktionsstörung der Organe verbundenen Symptome gelindert und eine optimale Funktion dieser Organe ermöglicht werden.

Es ist zu beachten, dass ein chirurgischer Eingriff zwar eine deutliche Verbesserung des Zustands bewirken kann, dass aber der Genesungs- und Heilungsprozess von Mensch zu Mensch unterschiedlich verlaufen kann und dass einige Symptome fortbestehen können, wenn eine Grunderkrankung vorliegt, die diese Organe beeinträchtigt. Daher ist ein umfassender, individueller Behandlungsplan unerlässlich.

MIT MALS LEBEN

Das Leben mit einer chronischen Krankheit kann zahlreiche Herausforderungen mit sich bringen, und MALS ist da keine Ausnahme. In diesem Kapitel wollen wir untersuchen, was das Leben mit MALS für die Patienten, ihre Familien und ihre Betreuer bedeutet und wie es sich auf verschiedene Aspekte des täglichen Lebens auswirken kann.

Es ist wichtig zu wissen, dass das Leben mit MALS von Mensch zu Mensch sehr unterschiedlich sein kann. Bei manchen lassen sich die Symptome durch Änderungen des Lebensstils und konservative Behandlungen in den Griff bekommen, während bei anderen invasivere Verfahren wie eine Operation erforderlich sind. Unabhängig von der Schwere und dem Verlauf der Behandlung kann MALS die Lebensqualität der Betroffenen auf verschiedene Weise beeinträchtigen, von körperlichen Beschwerden und Einschränkungen bis hin zu emotionalen und psychischen Problemen.

In diesem Kapitel wird untersucht, wie sich MALS auf die

Lebensqualität einer Person auswirken kann, wobei Aspekte wie körperliches Wohlbefinden, Fähigkeit zur Teilnahme an täglichen Aktivitäten, soziale Interaktionen und emotionale Gesundheit berücksichtigt werden. Unser Ziel ist es, eine ganzheitliche Sicht auf das Leben mit MALS zu vermitteln, wobei wir davon ausgehen, dass der Weg eines jeden Patienten einzigartig ist und von seinen persönlichen Umständen, seiner Belastbarkeit und seinem Unterstützungssystem beeinflusst wird.

Eine weitere wichtige Facette des Lebens mit MALS sind die psychologischen Auswirkungen. Chronische Schmerzen und die mit MALS verbundene Ungewissheit können zu erhöhtem Stress, Angst und sogar Depressionen führen. Wir werden uns mit den psychischen und emotionalen Folgen von MALS befassen und die üblichen psychologischen Reaktionen sowie die Bedeutung der psychologischen Betreuung bei der Behandlung von MALS erörtern.

Schließlich werden wir verschiedene Bewältigungsstrategien und Managementtechniken erforschen, die MALS-Betroffenen helfen können. Von der Anpassung des Lebensstils über therapeutische Praktiken bis hin zu Selbsthilfegruppen und Beratung gibt es zahlreiche Ressourcen, die MALS-Patienten bei der Bewältigung ihres Weges helfen können. Unser Ziel ist es, Ihnen praktische Hilfsmittel und Strategien an die Hand zu geben, mit denen Sie Ihre Erkrankung wirksam bewältigen und trotz der Herausforderungen von MALS ein erfülltes Leben führen können.

Das Leben mit MALS ist im Wesentlichen eine Reise, die sowohl Herausforderungen als auch Triumphe mit sich bringt. Es erfordert Widerstandsfähigkeit, Anpassungsfähigkeit, ein solides Unterstützungsnetz und Zugang zu einer zuverlässigen medizinischen Versorgung. Indem wir das Ausmaß und die

Tiefe der Auswirkungen auf das tägliche Leben verstehen und uns mit wirksamen Bewältigungsstrategien ausstatten, können wir das Blatt wenden und sicherstellen, dass MALS eine Krankheit ist, mit der wir leben, und nicht eine, die uns definiert.

AUSWIRKUNGEN AUF DIE LEBENSQUALITÄT

Lebensqualität ist ein multidimensionales Konzept, das verschiedene Aspekte umfasst, darunter körperliche Gesundheit, psychische Verfassung, Grad der Unabhängigkeit, soziale Beziehungen und persönliche Überzeugungen. Es handelt sich um ein subjektives Maß, das von Person zu Person unterschiedlich ausfällt, und es ist besonders relevant, wenn es um chronische Krankheiten wie MALS geht.

Wie jede chronische Krankheit kann auch MALS die Lebensqualität eines Menschen stark beeinträchtigen. Diese Auswirkungen können sich auf verschiedene Weise und in unterschiedlichem Ausmaß manifestieren, je nach den individuellen Umständen des Patienten und der Schwere seiner Symptome.

KÖRPERLICHE GESUNDHEIT UND TÄGLICHE AKTIVITÄTEN

Eine der unmittelbarsten und spürbarsten Arten, wie MALS die Lebensqualität beeinträchtigen kann, sind körperliche Beschwerden und Einschränkungen. Die chronischen Schmerzen im Zusammenhang mit MALS, insbesondere die postprandialen Schmerzen, können regelmäßige Aktivitäten wie Essen, Arbeiten oder sogar Ausruhen zu einer ständigen Herausforderung machen. Diese ständigen Beschwerden können zu Ernährungsumstellungen oder -einschränkungen, Gewichtsverlust und in manchen Fällen zu Mangelernährung führen. Die körperlichen Einschränkungen, die sich aus der Erkrankung ergeben, können sich auch auf die Fähigkeit einer Person auswirken, an Aktivitäten teilzunehmen, die sie einst genossen hat, und so ihren gesamten Lebensstil und ihr Wohlbefinden beeinträchtigen.

PSYCHISCHER ZUSTAND

Die psychische Belastung durch MALS kann ebenso groß sein wie die körperliche. Das Leben mit chronischen Schmerzen und der oft mühsame und frustrierende Prozess der Diagnosestellung können zu erhöhtem Stress, Ängsten und Depressionen führen. Diese psychischen Probleme können wiederum die körperlichen Symptome weiter verschlimmern und so einen Teufelskreis schaffen, der nur schwer zu durchbrechen ist.

UNABHÄNGIGKEIT UND SOZIALE BEZIEHUNGEN

Bei MALS kann der Grad der Unabhängigkeit beeinträchtigt sein. Die körperlichen Einschränkungen und die Notwendigkeit ständiger medizinischer Versorgung können dazu führen, dass die Patienten auf andere angewiesen sind, was ihr Gefühl der Autonomie beeinträchtigt. Diese Abhängigkeit kann auch die persönlichen und sozialen Beziehungen belasten. Darüber hinaus können die ständigen Beschwerden und die Notwendigkeit, damit umzugehen, soziale Kontakte erschweren, was in manchen Fällen zu sozialer Isolation führt.

PERSÖNLICHE ÜBERZEUGUNGEN UND AUSSICHTEN

Das Leben mit einer chronischen Erkrankung wie MALS kann auch zu Veränderungen der persönlichen Überzeugungen und Lebensperspektiven führen. Die Herausforderungen und Einschränkungen, die die Krankheit mit sich bringt, können die Wahrnehmung und die Erwartungen des Einzelnen an das Leben verändern, was sich auf seine allgemeine Zufriedenheit und sein Glück auswirkt.

PSYCHOLOGISCHE AUSWIRKUNGEN VON MALS: ÄNGSTE, DEPRESSIONEN UND STRESS

Die Auswirkungen des Dunbar-Syndroms (MALS) beschränken sich nicht nur auf körperliche Beschwerden und Beeinträchtigungen, sondern beeinträchtigen auch das psychische Wohlbefinden der betroffenen Personen erheblich. Die chronische und oft schwächende Natur des MALS kann zu einer Reihe von emotionalen Reaktionen führen, darunter Angst, Depression und Stress.

ANGST

Angst, eine häufige psychologische Reaktion auf chronische Krankheiten, kann bei MALS-Patienten besonders ausgeprägt sein. Diese Angst kann verschiedene Ursachen haben, z. B. die Ungewissheit über den Verlauf der Erkrankung, die Angst vor einer Verschlimmerung der Symptome, die Befürchtung vor medizinischen Eingriffen oder die Sorge um die Bewältigung der alltäglichen Aktivitäten. Die Unvorhersehbarkeit der MALS-Symptome kann diese Angst noch verstärken und ein Gefühl des

Unbehagens und der Sorge hervorrufen, das ständig präsent ist.

DEPRESSIONEN

Depressionen sind eine weitere psychische Erkrankung, die durch MALS ausgelöst oder verschlimmert werden kann. Die ständigen Schmerzen, die Einschränkungen im täglichen Leben und die Herausforderungen im Zusammenhang mit der Diagnose und der Behandlung können zu Gefühlen von Traurigkeit, Hoffnungslosigkeit und einem Verlust des Interesses an früher beliebten Aktivitäten führen. Darüber hinaus können die möglichen Veränderungen des Körperbildes nach der Operation ebenfalls zu depressiven Symptomen beitragen. Es ist wichtig, diese Gefühle als Teil der MALS-Erfahrung anzuerkennen und bei Bedarf Hilfe zu suchen.

STRESS

Das Leben mit MALS kann auch zu einem erhöhten Stresspegel führen. Die ständige Behandlung der Symptome, häufige Arzttermine, mögliche chirurgische Eingriffe und die Notwendigkeit, den Lebensstil erheblich zu ändern, können zu chronischem Stress führen. Dieser Stress ist nicht nur psychologisch, sondern hat auch körperliche Auswirkungen, die die MALS-Symptome verschlimmern können und einen schwierigen Kreislauf aus Stress und Schmerzen schaffen.

Diese psychologischen Auswirkungen sind zwar häufig, aber nicht unvermeidlich. Ein proaktiver Ansatz für die psychische Gesundheit ist entscheidend für die Bewältigung dieser Aspekte von MALS. Dieser Ansatz kann psychologische Beratung, Stressbewältigungstechniken, Selbsthilfegruppen und, falls erforderlich, psychiatrische Medikamente umfassen. Es ist auch wichtig, dass Gesundheitsdienstleister und Angehörige diese potenziellen psychologischen Auswirkungen kennen, um Unterstützung, Verständnis und Hilfe bei der Suche nach Hilfe zu bieten, wenn dies erforderlich ist.

Es ist wichtig, sich daran zu erinnern, dass MALS zwar eine Quelle von Angst, Depression und Stress sein kann, dass aber viele Ressourcen zur Verfügung stehen, um diese psychologischen Auswirkungen zu bewältigen. Durch die Anerkennung dieser psychischen Herausforderungen als Teil des MALS-Prozesses können Patienten, Gesundheitsdienstleister und Unterstützungsnetzwerke zusammenarbeiten, um einen umfassenden Behandlungs- und Pflegeansatz zu gewährleisten.

STRATEGIEN FÜR BEWÄLTIGUNG UND MANAGEMENT

Das Leben mit MALS kann eine Herausforderung sein, die von körperlichen Beschwerden, häufigen Arztbesuchen und Anpassungen der Lebensweise geprägt ist. Mit den richtigen Strategien und einem proaktiven Ansatz können Betroffene jedoch ihre Symptome in den Griff bekommen und eine erfüllte Lebensqualität aufrechterhalten. Dieses Kapitel befasst sich mit verschiedenen Bewältigungs- und Managementstrategien, die für MALS-Betroffene von Vorteil sein können.

SYMPTOME VERSTEHEN UND BEWÄLTIGEN

Ein wichtiger Aspekt bei der Bewältigung von MALS ist es, die Art der Symptome und ihre Schwankungen zu verstehen. Eine regelmäßige Überwachung kann nützliche Erkenntnisse liefern und dabei helfen, Auslöser zu erkennen, die die Symptome verschlimmern können. Wenn Sie die Reaktionen Ihres Körpers verstehen, können Sie fundierte Entscheidungen über das Aktivitätsniveau, die Ernährung, die Ruhezeiten und den Zeitpunkt, an dem Sie einen Arzt aufsuchen sollten, treffen.

ÄNDERUNGEN DES LEBENSSTILS

Änderungen des Lebensstils können bei der Behandlung von MALS-Symptomen eine wichtige Rolle spielen. Dazu gehören Änderungen der Ernährung, z. B. kleine, häufige Mahlzeiten, um den Druck auf die Zöliakie-Arterie zu minimieren, und der Verzicht auf bestimmte Lebensmittel, die Beschwerden verursachen oder die Symptome verschlimmern können. Regelmäßige leichte körperliche Betätigung kann ebenfalls zum allgemeinen Wohlbefinden und zur Stressbewältigung beitragen. Es ist wichtig, dass Sie sich bei diesen Veränderungen mit Ihrem Arzt beraten, um sicherzustellen, dass sie mit Ihren allgemeinen gesundheitlichen Bedürfnissen übereinstimmen.

EMOTIONALE UNTERSTÜTZUNG

Die Suche nach emotionaler Unterstützung durch Freunde, Familie oder Selbsthilfegruppen kann sehr hilfreich sein. Der Kontakt zu Menschen, die Ihre Erfahrungen verstehen, kann Trost spenden, das Gefühl der Isolation verringern und praktische Ratschläge geben. Online-Gemeinschaften und -Foren können ebenfalls eine wertvolle Ressource sein, um Erfahrungen auszutauschen und von anderen zu lernen, die mit MALS leben.

PSYCHOLOGISCHE THERAPIE

Angesichts der erheblichen psychologischen Auswirkungen von MALS kann eine psychologische Therapie ein wichtiger Bestandteil eines ganzheitlichen Behandlungsansatzes sein.

Die kognitive Verhaltenstherapie (KVT) kann bei der Bewältigung von Ängsten und Stress im Zusammenhang mit chronischen Krankheiten besonders hilfreich sein, da sie praktische und wirksame Strategien zur Bewältigung von Denk- und Verhaltensmustern vermittelt, die zu emotionaler Belastung beitragen können.

KÖRPERLICHE TECHNIKEN

Körperliche Techniken wie Achtsamkeitsmeditation, Yoga und Atemübungen können helfen, den mit MALS verbundenen Stress zu bewältigen und das allgemeine Wohlbefinden zu steigern. Diese Techniken können dazu beitragen, das Bewusstsein für den eigenen Körper zu schärfen, Ängste abzubauen und die Entspannung zu fördern.

REGELMÄSSIGE ÄRZTLICHE NACHSORGE

Regelmäßige ärztliche Nachsorge ist für eine wirksame Behandlung von MALS von entscheidender Bedeutung. So können Sie den Verlauf Ihrer Erkrankung verfolgen, die Behandlung gegebenenfalls anpassen und neue oder sich verschlechternde Symptome umgehend behandeln. Durch eine offene Kommunikation mit Ihrem medizinischen Team können Sie sicherstellen, dass Sie die bestmögliche, auf Ihre Bedürfnisse zugeschnittene Behandlung erhalten.

FAZIT

Wenn wir uns dem Ende dieses umfassenden Ratgebers nähern, ist es wichtig, über die Fülle an Informationen nachzudenken, die in den einzelnen Kapiteln präsentiert werden. Die Komplexität von MALS wurde aus zahlreichen Blickwinkeln beleuchtet und bietet ein umfassendes Verständnis der Anatomie, der Ursachen, der Symptome, der Diagnose, der Behandlungsmöglichkeiten und der Auswirkungen auf die Lebensqualität.

Obwohl MALS relativ selten ist, stellt es für die Betroffenen eine große Herausforderung dar. Die komplizierte Natur des Syndroms und sein Einfluss auf das körperliche und geistige Wohlbefinden unterstreichen die Notwendigkeit eines multidimensionalen Ansatzes für die Behandlung des Syndroms. Durch die Untersuchung des Zusammenspiels zwischen körperlichen Symptomen, psychischen Auswirkungen und Änderungen des Lebensstils können wir die Notwendigkeit einer ganzheitlichen Perspektive bei der Behandlung von MALS erkennen.

Die Bedeutung einer frühzeitigen Diagnose und angemessenen Behandlung kann gar nicht hoch genug eingeschätzt werden. Eine rechtzeitige medizinische Behandlung kann dazu beitragen, die Auswirkungen des Syndroms zu mildern und die Lebensqualität der Betroffenen zu verbessern. Darüber hinaus gibt es sowohl konservative als auch chirurgische Behandlungsmöglichkeiten, die Hoffnung machen und potenzielle Wege zur Linderung der Symptome aufzeigen.

Das Leben mit MALS ist jedoch mehr als nur die Behandlung der körperlichen Symptome. Es geht auch darum, die psychische Belastung zu bewältigen und zu lernen, wie man den Alltag mit der Krankheit meistert. Strategien zur Bewältigung, zum Umgang mit Stress und zur Suche nach Unterstützung spielen eine entscheidende Rolle auf dem Weg zu einem erfüllten Leben mit MALS.

In diesem abschließenden Kapitel fassen wir die wichtigsten Punkte des Buches zusammen, betonen, wie wichtig es ist, bei MALS ärztliche Hilfe in Anspruch zu nehmen, und stellen eine Liste von Quellen für zusätzliche Informationen und Unterstützung zur Verfügung. Abschließend ist es wichtig, sich daran zu erinnern, dass Sie auf diesem Weg nicht allein sind. Wir hoffen, dass dieser Leitfaden wertvolle Einblicke in die Komplexität von MALS und den Weg zu einer optimalen Behandlung gegeben hat.

ZUSAMMENFASSUNG DER WICHTIGSTEN PUNKTE

Bei der Betrachtung der umfassenden Reise, die wir mit diesem Leitfaden unternommen haben, kristallisieren sich eine Reihe hervorstechender Punkte heraus, die die wichtigsten Aspekte des MALS-Syndroms (Median Arcuate Ligament Syndrome) zusammenfassen. Diese Punkte bieten eine übergreifende Zusammenfassung der entscheidenden Aspekte des Syndroms, seiner Behandlung und der Erfahrungen der Patienten.

VERSTÄNDNIS DES LIGAMENTUM ARCUATUM MEDIANUM UND MALS

Wir haben uns mit der Anatomie des Ligamentum Arcuatum Medianum befasst, seine typische Funktion verstanden und erläutert, wie Abweichungen zu MALS führen können. Wir haben die potenziellen Risikofaktoren für die Entwicklung von MALS und die Bedeutung der Differentialdiagnose bei der Unterscheidung von MALS von anderen Erkrankungen mit ähnlichem Symptomprofil beleuchtet.

URSACHEN, SYMPTOME UND KOMPLIKATIONEN

Bei der Erforschung von MALS haben wir mögliche genetische und umweltbedingte Ursachen sowie die Rolle von Begleiterkrankungen untersucht. Wir haben die häufigen Symptome und die Variabilität in der Symptomdarstellung ausführlich beschrieben und dabei die individuelle Natur der Erkrankung hervorgehoben. Darüber hinaus haben wir mögliche Komplikationen und Langzeitfolgen von MALS erörtert.

DIAGNOSE UND BEHANDLUNG

Der Leitfaden beleuchtet den Diagnoseprozess, einschließlich der Rolle der körperlichen Untersuchung, der Anamnese und der verschiedenen bildgebenden Verfahren. Wir haben auch die Herausforderungen und Kontroversen hervorgehoben, die bei der Diagnose auftreten können. Darüber hinaus haben wir die verfügbaren konservativen, nicht-chirurgischen und chirurgischen Behandlungsoptionen einschließlich ihrer jeweiligen Risiken, Vorteile und Ergebnisse erläutert. Die Bedeutung der postoperativen Versorgung und Genesung sowie die Rolle eines multidisziplinären Ansatzes bei der Behandlung von MALS wurden hervorgehoben.

AUSWIRKUNGEN AUF KÖRPERSYSTEME UND -ORGANE

Wir haben die Auswirkungen von MALS auf verschiedene Körpersysteme und -organe analysiert, darunter Bauchmuskeln und -sehnen, das Nervensystem, den Magen-Darm-Trakt und angrenzende Organe. Dabei werden sowohl die direkten Auswirkungen des Syndroms als auch die Folgen der Behandlung berücksichtigt.

Schließlich haben wir uns mit dem tiefgreifenden Einfluss von MALS auf die Lebensqualität der Patienten befasst, einschließlich der psychologischen Auswirkungen. Wir haben Strategien zur Bewältigung und zum Umgang mit dem Syndrom vorgestellt und dabei die Widerstandsfähigkeit und Anpassungsfähigkeit von Menschen mit MALS hervorgehoben.

Diese Zusammenfassung fasst die wichtigsten Themen unseres umfassenden Leitfadens zusammen. Die Tiefe und Breite der Informationen in den einzelnen Kapiteln vermitteln jedoch ein viel detaillierteres Verständnis von MALS, seiner Komplexität und dem Weg zur Bewältigung der Erkrankung.

WICHTIGKEIT DER ÄRZTLICHEN BEHANDLUNG VON MALS

Das Dunbar-Syndrom (MALS) ist eine komplexe und häufig falsch diagnostizierte Erkrankung. Es ist unbedingt erforderlich, bei den ersten Anzeichen von MALS-Symptomen einen Arzt aufzusuchen, nicht nur um eine rechtzeitige Diagnose zu erhalten, sondern auch um einen geeigneten Behandlungsplan zu erstellen, der die Lebensqualität der Betroffenen erheblich verbessern kann.

Einer der Hauptgründe, einen Arzt aufzusuchen, sind die chronischen, oft starken Unterleibsschmerzen, die mit MALS einhergehen. Diese Schmerzen können die täglichen Aktivitäten und die allgemeine Lebensqualität der Betroffenen erheblich beeinträchtigen. Ein frühzeitiges Eingreifen kann helfen, diese Schmerzen wirksam zu behandeln und zu verhindern, dass sie zu einem chronischen Problem werden.

Darüber hinaus kann MALS zu weiteren Komplikationen führen, wenn es unbehandelt bleibt. Dazu gehören Unterernährung aufgrund von postprandialen Schmerzen, die zu Angst vor dem Essen führen, Gewichtsverlust und in schweren Fällen ein Aneurysma oder eine Verengung der Zöliakiearterie.

Durch sofortige ärztliche Hilfe können diese Komplikationen frühzeitig erkannt und effizient behandelt werden.

Ein weiterer wichtiger Aspekt ist die psychische Belastung, die MALS für die Patienten bedeuten kann. Chronische Schmerzen und eine verminderte Lebensqualität führen häufig zu Angstzuständen und Depressionen. Ein frühzeitiges medizinisches Eingreifen kann dazu beitragen, diese psychologischen Aspekte von MALS anzugehen und einen ganzheitlichen Behandlungsansatz zu bieten.

Da die Diagnose von MALS oft schwierig ist, weil sich die Symptome mit denen anderer Erkrankungen überschneiden, kann die Inanspruchnahme eines Arztes helfen, MALS von anderen ähnlichen Erkrankungen zu unterscheiden. Dies ist von entscheidender Bedeutung, da sich der Behandlungsansatz für MALS erheblich von anderen Erkrankungen unterscheidet.

Schließlich stellt die ärztliche Behandlung sicher, dass der Patient unter fachkundiger Anleitung durch diese komplexe Erkrankung navigieren kann. Das medizinische Team bietet nicht nur eine Behandlung an, sondern klärt die Patienten auch über die Krankheit, ihre Behandlung und den Umgang mit ihr auf. Dieses Wissen kann die Patienten befähigen, sich aktiv an ihrer Behandlung zu beteiligen und bessere Behandlungsergebnisse zu erzielen.

RESSOURCEN FÜR ZUSÄTZLICHE INFORMATIONEN UND UNTERSTÜTZUNG

Das Leben mit dem Median-Arcuate-Ligament-Syndrom (MALS) kann eine Herausforderung sein, aber es ist wichtig, daran zu denken, dass es viele Ressourcen gibt, die zusätzliche Informationen und Unterstützung bieten. Diese Ressourcen können dabei helfen, die Krankheit zu verstehen, mit den Symptomen umzugehen, Behandlungsmöglichkeiten zu finden und sich mit anderen Betroffenen auszutauschen, die vor den gleichen Herausforderungen stehen.

Medizinische Fachliteratur, wie z. B. Forschungsartikel und klinische Leitlinien, können ausführliche und aktuelle Informationen über MALS liefern. Websites wie PubMed Central und Google Scholar bieten kostenlosen Zugang zu einer Fülle von wissenschaftlichen Studien und Artikeln, die für MALS relevant sind.

Darüber hinaus bieten Gesundheitsinformations-Websites wie Mayo Clinic, WebMD und die National Institutes of Health (NIH) umfassende und dennoch leicht verständliche Ressourcen zu MALS, einschließlich der Symptome, Ursachen, Diagnose und Behandlung.

Selbsthilfegruppen, sowohl persönlich als auch online, können für MALS-Betroffene eine unschätzbare Hilfe sein. Diese Gruppen bieten einen sicheren Raum, um Erfahrungen auszutauschen, Fragen zu stellen und emotionale Unterstützung von Menschen zu erhalten, die wissen, wie es ist, mit MALS zu leben. Auf Online-Plattformen wie Facebook und Reddit gibt es zahlreiche MALS-spezifische Gruppen.

Medizinisches Fachpersonal sollte immer Ihre erste Informations- und Beratungsquelle sein. Regelmäßige Konsultationen mit Ihrem Arzt können Ihnen helfen, über Ihren Zustand und den Fortschritt der Behandlung informiert zu bleiben. Es ist wichtig, dass Sie alle Bedenken und Fragen, die Sie haben, mit Ihrem medizinischen Team besprechen.

Organisationen, die sich für Patienten einsetzen Organisationen, die sich für Patienten einsetzen, wie die Rare Disease Foundation und die National Organization for Rare Disorders (NORD), haben Ressourcen, die speziell für Menschen mit seltenen Erkrankungen wie MALS entwickelt wurden. Sie bieten Informationen über Patientenrechte, Hilfsprogramme, Forschungsinitiativen und vieles mehr.

Das Leben mit einer chronischen Erkrankung wie MALS kann sich auf Ihre psychische Gesundheit auswirken. Fachleute für psychische Gesundheit können Strategien zur Bewältigung von Stress, Ängsten und Depressionen anbieten. Websites wie Psychology Today können helfen, Therapeuten in Ihrer Nähe zu finden, während Online-Plattformen wie Talkspace virtuelle Therapiesitzungen anbieten.

Denken Sie daran: Es ist in Ordnung, sich Hilfe zu holen. Das Leben mit MALS ist eine Reise, und diese Ressourcen können dazu beitragen, den Weg ein wenig leichter zu machen.

NACHWORT

Zum Abschluss dieses umfassenden Leitfadens über das Mediane Arcuate Ligament Syndrom (MALS) möchte ich kurz auf die Komplexität und die oft missverstandene Natur dieser Erkrankung hinweisen. Dieser Leitfaden, der von Dr. Mohammad E. Barbati sorgfältig verfasst wurde, dient als detailliertes Hilfsmittel, das das relativ unbekannte und oft übersehene Syndrom in den Vordergrund stellt.

In diesem Leitfaden haben wir uns bemüht, die Feinheiten von MALS zu enträtseln, einer Krankheit, die zwar nicht so bekannt ist wie andere, aber die Lebensqualität eines Menschen erheblich beeinträchtigen kann. Wir haben uns mit der Definition von MALS befasst, eine klare Erklärung der Erkrankung gegeben und einen kurzen Überblick über die wichtigsten Merkmale und die Auswirkungen auf das normale Funktionieren des Körpers gegeben.

Dr. Barbati hat die Bedeutung einer frühzeitigen Diagnose und Behandlung betont und darauf hingewiesen, dass ein rechtzeitiges medizinisches Eingreifen den Verlauf des Syndroms drastisch verändern kann. Er hat auch die Prävalenz und die demografischen Aspekte von MALS beleuchtet und betont, dass zwar jeder betroffen sein kann, bestimmte Bevölkerungsgruppen jedoch ein höheres Risiko haben.

Das Verständnis von MALS ist nicht nur für diejenigen von Nutzen, die direkt von der Krankheit betroffen sind, sondern auch für deren Angehörige, Gesundheitsdienstleister und alle, die sich für die menschliche Gesundheit und Biologie interessieren. Ziel dieses Leitfadens ist es, MALS zu entmystifizieren und für alle Leser zugänglich zu machen, unabhängig von ihren medizinischen Vorkenntnissen.

Wie bei vielen medizinischen Erkrankungen können die laufende Forschung und die Fortschritte auf diesem Gebiet zu neuen Erkenntnissen und Entwicklungen im Verständnis und in der Behandlung von MALS führen. Daher können sich die in diesem Leitfaden enthaltenen Informationen mit neuen Erkenntnissen und Ergebnissen weiterentwickeln.

Abschließend hoffen wir, dass dieser Leitfaden all jenen als wertvolle Ressource dient, die MALS besser verstehen wollen, seien es Patienten, Pflegekräfte, medizinische Fachkräfte oder neugierige Leser. Er ist ein Beweis für das kontinuierliche Streben nach Wissen im Bereich der Medizin und das Engagement, jeden Aspekt der menschlichen Gesundheit zu beleuchten, auch die Bereiche, die der allgemeinen Bevölkerung weitgehend unbekannt bleiben.

Durch die Förderung eines besseren Verständnisses von MALS können wir zu einer besseren Diagnostik und Behandlung beitragen und letztlich die Lebensqualität der von diesem Syndrom Betroffenen verbessern.

ÜBER DEN AUTOR

Dr. med. Mohammad E. Barbati ist Oberarzt für Gefäß- und endovaskuläre Chirurgie am Universitätsklinikum Aachen. Dr. Barbati war Haupt- oder Co-Prüfer in mehreren klinischen Studien und Studien zur interventionellen Behandlung von TVT, PCS, PTS und anderen Gefäßerkrankungen. Bis heute hat er mehr als 60 wissenschaftliche Publikationen, Abstracts und Buchka-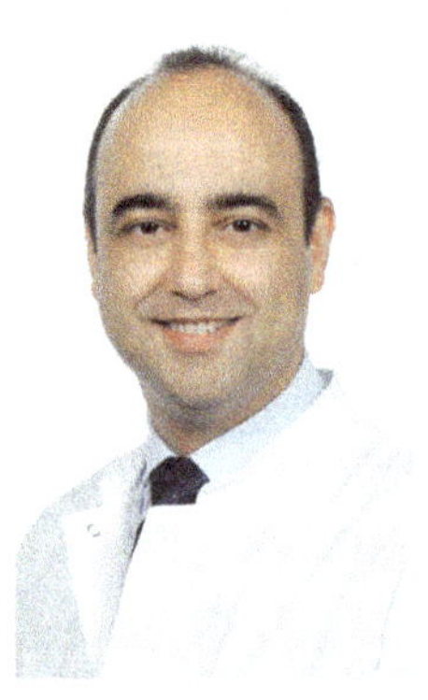pitel verfasst oder mitverfasst. Er hat über 100 eingeladene Vorträge auf nationalen und internationalen Tagungen gehalten und ist Berater zahlreicher Medizinproduktehersteller.